乳房重生

——乳腺癌乳房重建康复

主　审　李　赞　罗尧岳
主　编　陈红涛　宋小花　刘翔宇

人民卫生出版社
·北　京·

图书在版编目（CIP）数据

乳房重生：乳腺癌乳房重建康复 / 陈红涛，宋小花，刘翔宇主编 . -- 北京：人民卫生出版社，2025. 12.

ISBN 978-7-117-39184-9

Ⅰ. R737. 909

中国国家版本馆 CIP 数据核字第 202631PG86 号

乳房重生：乳腺癌乳房重建康复

Rufang Chongsheng: Ruxian'ai Rufang Chongjian Kangfu

主　　编：陈红涛　宋小花　刘翔宇
出版发行：人民卫生出版社（中继线 010-59780011）
地　　址：北京市朝阳区潘家园南里 19 号
邮　　编：100021
E - mail：pmph @ pmph.com
购书热线：010-59787592　010-59787584　010-65264830
印　　刷：北京顶佳世纪印刷有限公司
经　　销：新华书店
开　　本：889 × 1194　1/32　　印张：7.5
字　　数：156 千字
版　　次：2025 年 12 月第 1 版
印　　次：2026 年 1 月第 1 次印刷
标准书号：ISBN 978-7-117-39184-9
定　　价：56.00 元
打击盗版举报电话：010-59787491　E-mail：WQ @ pmph.com
质量问题联系电话：010-59787234　E-mail：zhiliang @ pmph.com
数字融合服务电话：4001118166　E-mail：zengzhi @ pmph.com

编　委　会

主　审　李　赞　罗尧岳

主　编　陈红涛　宋小花　刘翔宇

副主编　彭丽丽　杨丽嫦　刘　双　颜逸霞

编　者（以姓氏笔画为序）

方　璇　湖南中医药大学
邓　姗　湖南中医药大学
邓诗佳　湖南省肿瘤医院
左晚霞　湖南中医药大学
吕春柳　湖南省肿瘤医院
刘　双　湖南省妇幼保健院
刘　燕　湖南省肿瘤医院
刘翔宇　湖南省肿瘤医院
许丽琼　湖南中医药大学
孙晶晶　湖南中医药大学附属第二中西医结合医院
李　力　湖南省肿瘤医院
李　雯　湖南中医药大学
李星凤　湖南省肿瘤医院
杨丽嫦　湖南省肿瘤医院
肖珊珊　湖南中医药大学
何素素　株洲市三三一医院

序

生命的重塑：一封来自医者的“情”书

作为一名在乳腺肿瘤整形外科耕耘三十余年的医生，我每年都会遇见上千位被乳腺癌改变人生的女性。她们最常问我的问题，不是“我能活多久”，而是“我还能像以前一样吗？”这个“一样”，是对生命长度的渴望，更是对生活质量、身体完整和女性尊严的深切期盼。

从业以来，我亲历了医学技术的飞跃。中国乳腺癌诊疗已进入“精准治疗”与“人文关怀”并行的新阶段。数据显示，我国每年新发乳腺癌近 40 万例，得益于早诊早治的普及，患者 5 年生存率已超过 80%。当“活下去”的目标日益坚实，“如何活得更好、更完整”便成为医患双方共同面对的新课题。如今，我们追求的“完整”，拥有两条并行的路径：一是通过肿瘤整形保乳手术，在根治肿瘤的同时，运用精细的整形技术最大限度地保留乳房原有的形态与感觉；二是通过乳房重建手术，在切除后重新塑造生命的曲线。这两者共同构成了现代乳腺外科“形体与功能并重”的核心内涵。

《乳房重生：乳腺癌乳房重建康复》这本书，正是诞生于这个时代的需求之中。无论是整形保乳还是乳房重建，都是连接“生存”与“生活”的关键桥梁。它们关乎的，远不止是外形的修复，更是生活信心与身份认同的恢复。然而，一个令人扼腕的事实是:我国目前的整形保乳及乳房重建整体应用率仍有巨大提升空间,这主要是理念的普及与信息的通达有待提高。我所在的湖南省肿瘤医院乳腺肿瘤整形外科,是国内最早系统开展此类专项工作的团队之一,每年完成各类乳房重建手术逾 3 000 例。从力求保留原生态的整形保乳,到灵活运用各种不同形式的乳房重建,我们不仅构建了成熟、多元的技术体系,更积累了宝贵的本土化临床经验,深刻理解到患者对于“完整”的需求与期盼。

本书的编写者,正是这样一批常年奋战在临床一线的核心成员。他们将自己深厚的专业积淀,转化为通俗易懂的语言;将复杂的决策路径与手术方案,拆解为清晰的逻辑图谱;将宝贵的实践经验,淬炼成系统可靠的知识。这份“把论文写在大地上,把科普送到患者心坎里”的初心,尤为珍贵。

通览全书,我认为它具有三个鲜明的特色:

第一,体系完备,逻辑清晰。全书以“认知 - 决策 - 重建 - 重生”为主线,从乳腺癌的基础知识到乳房重建技术的详细解析,从治疗决策的权衡到围手术期管理,再到长期康复指导与心理重建,形成了闭环式知识链条,真正实现了“既见病,更见人”。

第二,求真务实,立场中立。乳房重建不是“美容手术”,而是肿瘤治疗的一部分;不是“必需选项”,而是“知情选择”。本书恪守医学科普的伦理准则——客观呈现不同方案带来的美学与心理获益,也不回避相关风险与局限性,这份严谨是对读者最大的尊重。

第三,细节充盈,注重实用。书中“住院护理秘籍”“居家康复手册”等章节，凝聚了护理团队、康复治疗师及心理支持团队的集体智慧。这种多学科协作的视角，生动体现了现代乳腺癌全程管理的先进理念。

我尤为赞赏书中专门设置的“心理重建攻略”部分。我们深知，乳腺癌治疗带来的身心挑战是立体而深刻的。身体意象的改变、性别角色的焦虑、亲密关系的思考、社会参与的信心……这些“看不见的伤痕”，往往需要更持久的修复。本书对此给予了充满共情的关注。

本书的出版，具有多重价值：对患者而言，它是可靠的“决策参谋”与“康复伴侣”；对家属而言，它是理解与支持亲人的“心灵钥匙”；对基层医务工作者而言，它是一本案头实用的“工具手册”。对整个社会而言，它是一次关于生命质量、女性价值与疾病认知的深刻启蒙。

医学的温度，不仅在于治愈疾病，更在于抚慰心灵与重塑希望。整形保乳与乳房重建技术，让身体的“完整”有了更多可能；而真诚的沟通、科学的普及与全社会的支持，才能最终让生命的“完整”照进现实。

愿这本书化作一束温暖而专业的光，照亮每一位乳腺癌患者通往身心重塑的康复之路。

2025 年 12 月

前　言

亲爱的读者，当您翻开这本书时，我们相信，您或您所关爱的人，正站在一段特殊人生旅程的十字路口。这条路，始于一个可能令人不安的词汇——乳腺癌。它像一场突如其来的风暴，给患者留下身体上的缺憾与心灵上的创伤。

在我们的日常工作中，我们见证过太多这样的时刻：确诊时的震惊与恐惧，治疗抉择时的迷茫与挣扎，以及面对可能失去乳房时，那份难以言说的失落与哀伤。我们深知，战胜癌症，活下去，是每一位患者最根本、最强烈的诉求。但与此同时，一个更深层次的问题也随之浮现：在赢得生存之战后，如何更有自信地拥抱新生？

乳房一旦缺失，留下的不仅是身体的残缺，更是心灵的空洞。我们编写这本《乳房重生：乳腺癌乳房重建康复》，正是想用最专业的知识、最温暖的陪伴，告诉您一个事实：生命的完整性，不应被疾病剥夺，失去并非终点，重生可以选择。这正是我们编写本书的初衷。

乳腺癌的治疗，在今天已经进入了一个全新的时代——一个兼顾疗效与生活品质，治愈疾病与重塑美丽可以并行不悖的时代。乳房重建，正是这个时代赋予我们最有力的工具之一。它远非简单的“整形”或“美容”，而是一项严肃、精密且充满人文关怀的医疗技术，是乳腺癌综合治疗中不可或缺的一环，是一场真正意义上的“身心重建”。

本书将作为您忠实的向导，陪伴您走过从认知、重建到重生的全过程。

在“认知篇”，我们将与您一同科学、理性地“揭开乳腺癌的秘密”，了解手术、化学治疗、靶向治疗、免疫治疗等“抗癌武器”如何协同作战。更要让您了解的是，重建绝非治疗的“绊脚石”，相反，现代多学科协作模式能让肿瘤切除与形态重建同步规划、无缝衔接。了解这些，你才能放下顾虑，做出明智的选择。

在“重建篇”，我们将为您详细解读“重塑美丽人生”的种种可能。详细解析每一种重建方式：从经典的背阔肌肌皮瓣到“黄金标准”的腹壁下动脉穿支皮瓣，从假体植入的“黑科技”到自体与假体“强强联合”的混合策略。没有完美的技术，只有最适合您的方案。我们会教您如何从自身条件、肿瘤情况、生活方式出发，与医生共同决策。那些看似复杂的医学术语，在我们这里都会变成清晰的“决策地图”。

在“重生篇”中，我们将与您一起“拥抱新生活”。身体的康复需要细致的呵护，我们为您准备了详尽的康复宝典。更重要的是，我们深知，一个“新乳房”的融入，需要时间与耐心。我们将与您一起探讨如何走过从接受到欣赏的“心路历程”，如何自信地“重返社交圈”，并找回“工作与生活的平衡”。我们相信，真正的重生，是外在形态与内在自我的和谐统一，是带着伤疤却更加璀璨的生命力量。

请相信，您不是一个人在战斗。您的身后有家人，有朋友，更有我们整个医疗团队作为您最坚实的后盾。这本书，凝结了我们团队多年的临床经验与人文思考，希望能化作一盏温暖的灯，照亮您前行的路。

生命的画卷或许曾被疾病划上一道刻痕，但我们有能力，也有信心，将它修复成一段独特而坚韧的纹理。现在，就让我们携手，开启这段从缺憾到新生的重生之旅吧！

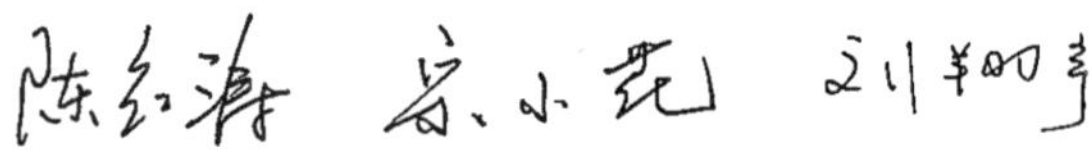

2025 年 12 月

目　录

认知篇 | 揭开乳腺癌的秘密

重建篇 | 重塑美丽人生

重生篇 | 拥抱新生活

—— 认知篇 ——

揭开乳腺癌的秘密

第一章　乳腺癌大作战

第一节　乳房与乳腺癌

一、乳房结构小百科

作为女性身体中极具特殊性的器官，乳房的结构究竟是怎样的呢？它又会随着生命的进程发生哪些变化？这就带你走进乳房结构的小世界，探寻其中的奥秘。

作为代表女性最显著第二性征的器官，乳房的外形多呈半球状，由皮肤、脂肪、乳腺和一些结缔组织构成，乳房中央突出的部分称为乳头，乳房表面分布着乳腺导管的开口，用于分泌乳汁，周围颜色较深的区域称为乳晕，其颜色和大小因人而异。乳腺组织主要由乳腺导管、腺泡和小叶间结缔组织组成，其间分布着各种不同功能的上皮细胞（图 1-1-1）。这些上皮细胞各司其职，乳腺导管的上皮细胞负责输送乳汁，腺泡的上皮细胞则承担分泌乳汁的功能，它们共同维持着乳腺的正常生理功能。乳房的生长发育受到多种激素的影响，随着女性年龄的增长及不同阶段激素的分泌，乳房会经历不同的变化。比如，青春期乳房开始发育，妊娠期和哺乳期乳房会变大，停止哺乳后又会变小，老年时可能会变得松弛下垂，这些都是正常的生理变化。

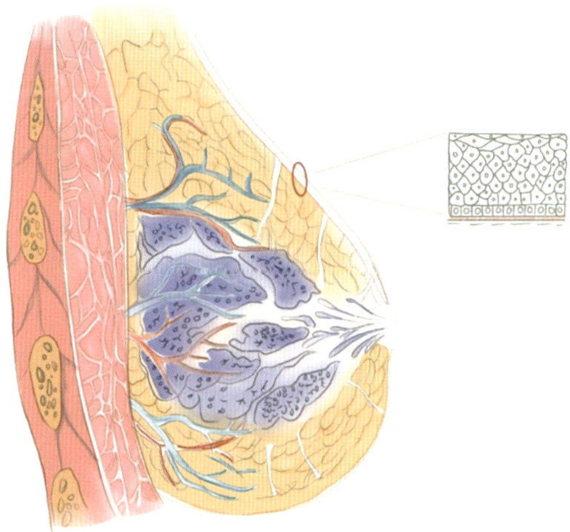

图 1-1-1　乳房结构图

二、乳腺癌的罪魁祸首

乳房有时会出现一些异常变化，这些变化中有一部分被称为"癌前病变"，主要包括非典型导管增生 / 非典型小叶增生、小叶原位癌、导管原位癌这三种类型。这些病变本身还不是癌症，但如果不及时注意和处理，它们有可能一步步发展成真正的乳腺癌。那么，是什么导致了这些癌前病变，乃至最终引发乳腺癌呢？原因比较复杂，可能涉及遗传因素、激素水平、环境影响及生活习惯等多方面。然而，乳腺癌发生的核心起点在于乳腺组织内部，特别是乳腺导管或小叶中的上皮细胞出了问题。这些细胞可能因为基因突变、免疫异常等原因，开始失控地生长、过度增殖，最终发生了癌变（图 1-1-2）。简而言之，正是这些原本正常的乳腺导管或小叶上皮细胞发生了恶性转变，才成为了引发乳腺癌的"罪魁祸首"。

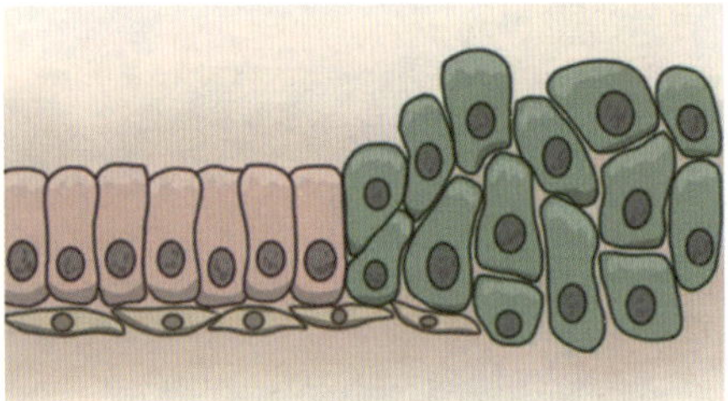

图 1-1-2　癌变细胞

面对这些可能引起乳腺癌的风险因素，患者发现乳腺的异常变化时可能会有一些担忧。

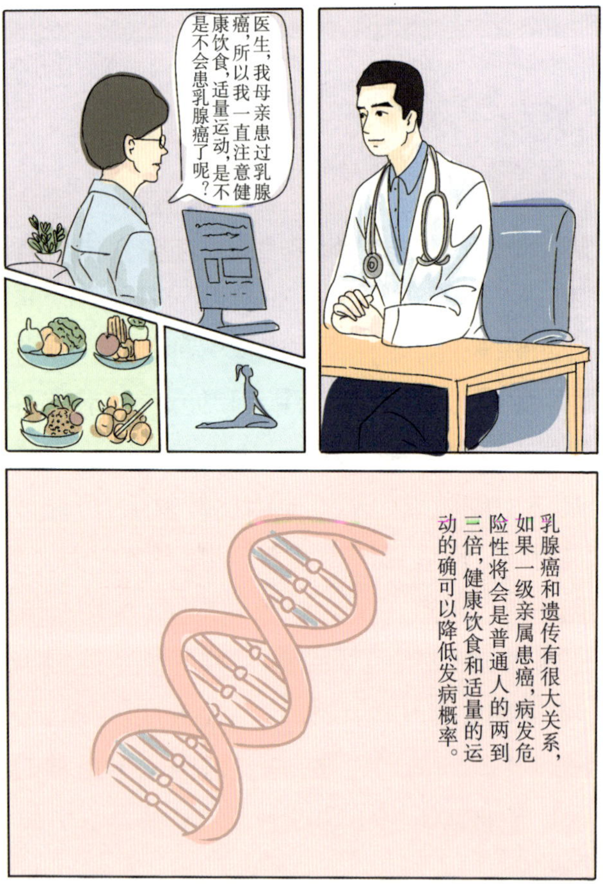

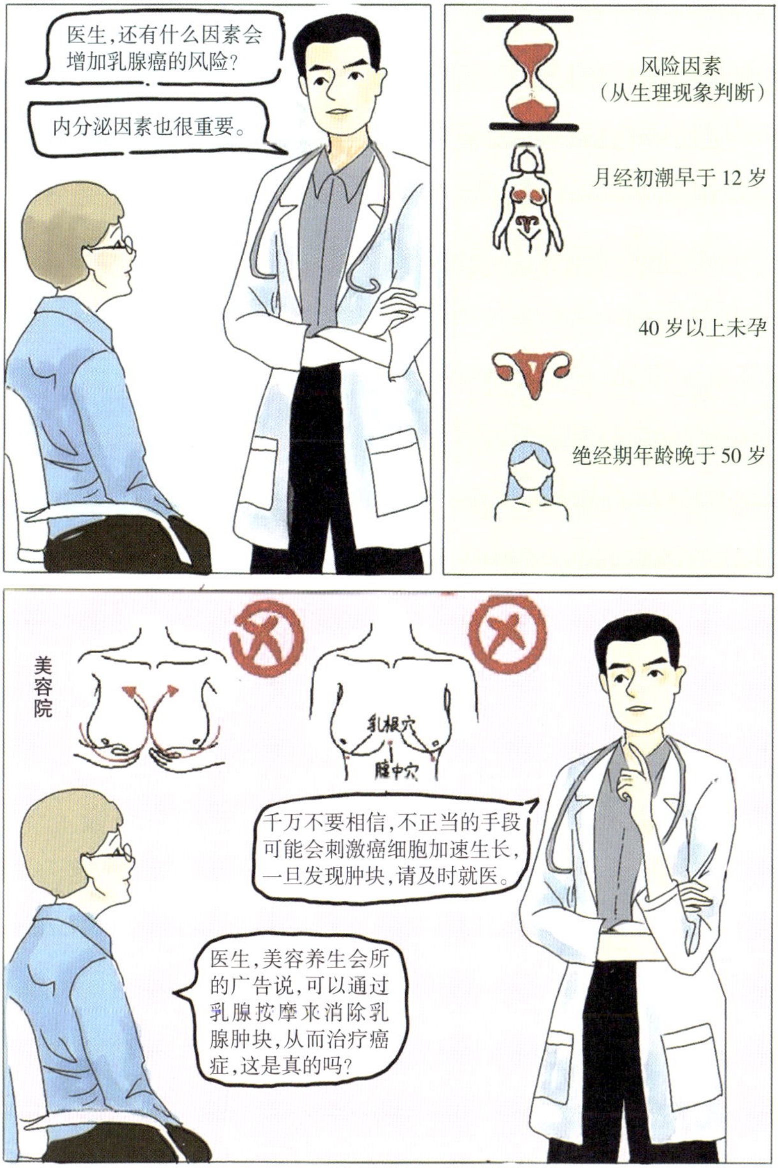
医生，还有什么因素会增加乳腺癌的风险？
内分泌因素也很重要。
风险因素
（从生理现象判断）
月经初潮早于 12 岁
40 岁以上未孕
绝经期年龄晚于 50 岁
美容院
乳根穴
膻中穴
医生，美容养生会所的广告说，可以通过乳腺按摩来消除乳腺肿块，从而治疗癌症，这是真的吗？
千万不要相信，不正当的手段可能会刺激癌细胞加速生长，一旦发现肿块，请及时就医。

三、乳腺癌早期危险信号

了解疾病的成因后，学会识别其早期信号同样至关重要。乳腺癌在发生、发展过程中，身体常常会发出一些“警报”。如果你能敏锐地捕捉到这些变化，将为早期诊断赢得宝贵时间。

1. 无痛性肿块　这是最常见的信号。在乳房或腋下区域摸到单个、质地较硬、边缘不规则、按压时不痛的肿块。

2. 乳房皮肤改变　皮肤出现类似“橘子皮”一样的凹陷或皱褶；或者局部皮肤出现红肿、增厚，甚至破溃。

3. 乳头异常　乳头突然向内凹陷（非先天性）；乳头表面出现糜烂、结痂；或在非哺乳期出现不明液体的溢出（尤其是血性溢液）。

4. 乳房外形或大小改变　两侧乳房突然变得不对称，或某一部位出现凹陷、凸起。

5. 不明原因的持续性疼痛　虽然大多数早期乳腺癌不痛，但如果某个部位的疼痛固定且持续存在，也需要警惕。

一旦发现上述任何信号，正确的做法是：不恐慌，不忽视，及时就医，尽快前往正规医院的乳腺外科就诊，这是最关键的一步。听从医生的专业建议，进行乳腺超声、乳腺X射线摄影（钼靶摄影）等检查来明确诊断。

四、乳腺癌的家族成员排行榜

1. 分类　主要分为非浸润性癌（原位癌）和浸润性癌（图1-1-3）。

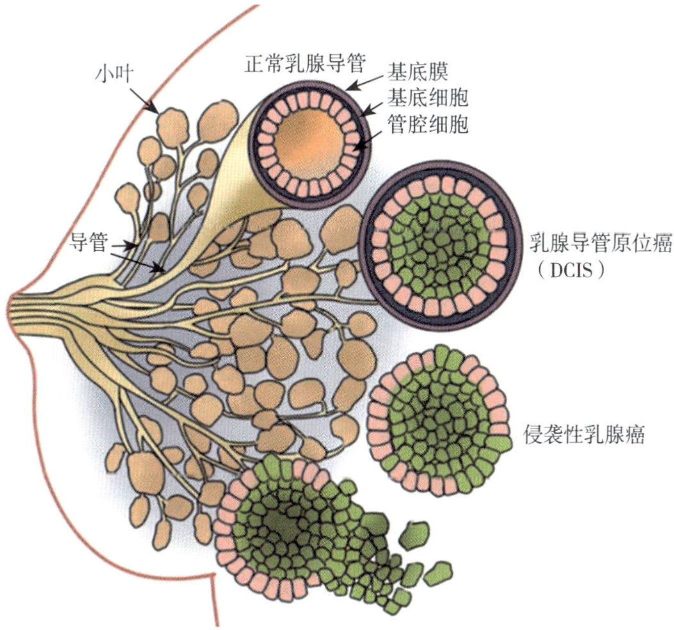

图 1-1-3　不同位置乳腺癞示意图

（1）非浸润性癌（原位癌）：这是乳腺癌的极早期阶段，异常细胞局限于乳腺导管或乳腺小叶内，还没有扩散到周围的乳腺组织，预后通常很好。

（2）浸润性癌：占乳腺癌的 80% 以上。这类癌症是原位癌细胞突破基底膜后形成的，一旦发生浸润，就有转移的风险，预后比原位癌差。浸润性癌可进一步细分为浸润性导管癌和浸润性小叶癌。

2. 分期　0 期：原位癌，包括小叶原位癌和导管内原位癌（部分指南已将其归为良性病变）。

Ⅰ期

$Ⅰ_A$ 期：肿瘤最大径≤2 厘米，无区域淋巴结转移（N_0），无远处转移（M_0）。

I_B期：肿瘤最大径≤2 厘米，伴有同侧腋窝淋巴结微转移（N_{1mi}）；或无肿瘤但有淋巴结微转移。

Ⅱ期

$Ⅱ_A$期：肿瘤直径 2 ～ 5 厘米且没有发生浸润，无淋巴结转移；或肿瘤直径≤2 厘米，伴有 1 ～ 3 个可活动的腋窝淋巴结转移。

$Ⅱ_B$期：肿瘤直径 2 ～ 5 厘米，伴有 1 ～ 3 个腋窝淋巴结转移；或肿瘤直径＞5 厘米，无淋巴结转移。

Ⅲ期

$Ⅲ_A$期：肿瘤直径＞5 厘米，伴有腋窝淋巴结转移；或肿瘤直径≤5cm，伴有内乳淋巴结转移或锁骨下淋巴结转移。

$Ⅲ_B$期：肿瘤侵犯胸壁或皮肤（如皮肤水肿、橘皮样改变、卫星结节），无论肿瘤大小，无远处转移。

$Ⅲ_C$期：任何大小的肿瘤，伴有锁骨上淋巴结转移或腋窝淋巴结广泛转移（≥10 个）。

Ⅳ期：癌细胞已发生远处转移，常见转移部位包括肺、骨、肝、脑等。

3. 分型　先来了解几个与分型相关的名词。

（1）激素受体（hormone receptor，HR）：包括雌激素受体（estrogen receptor，ER）和孕激素受体（progesterone receptor，PR），如果癌细胞里有这两种东西，就说明它们得靠“吃东西”才能生长，而雌激素和孕激素，就是它们最需要的“食物”。

（2）人表皮生长因子受体（human epidermal growth factor receptor 2，HER2）：可以将它理解为 ER、PR 的替代方案，是一种补充机制。比如，表达 ER、PR 的癌细胞，我们可以通过阻断雌激素、孕激素的产生或者阻断癌细胞摄入雌激素、孕激素来控制癌细胞，但 HER2 阳性的细胞还可以接受其他来源的营养物质。针对这类患者，可通过靶向药物治疗。

是不是 HER2（+）就说明是 HER2 阳性了呢？

不是的，在病理报告上，HER2（+）表示阴性，HER2（3+）一定是阳性，HER2（2+）是个墙头草，可能是阴性也可能是阳性，需要通过荧光原位杂交（fluorescence in situ hybridization，FISH）检测进一步判断，有基因扩增则为阳性，无基因扩增则为阴性。

（3）Ki-67：代表一种细胞繁殖能力，数值越高，说明癌细胞分裂越快、繁殖能力越强。癌细胞生长较慢，处于“低速模式”，通常预后较好。Ki-67 ＞30% 时，表明癌细胞进入“狂飙模式”，肿瘤快速增大且容易转移，此时医生会考虑化学治疗（简称“化疗”）来“踩刹车”。

随着驱动基因重要性的不断增强，根据患者的基因突变、激素受体和细胞分子状态将乳腺癌分为 luminal A、luminal B、HER2 过表达型和三阴性四个亚型（表 1-1-1）。这有助于医生为每位患者制定更精准的治疗计划，同时预测肿瘤的预后和生存概率。

表 1-1-1 乳腺癌分子分型

分子分型	HER2	ER	PR	Ki-67
HER2 阳性（HR 阴性）	+	−	−	任何

续表

分子分型	HER2	ER	PR	Ki-67
HER2 阳性（HR 阳性）	+	+	任何	任何
三阴性	–	–	–	任何
Luminal A 型	–	+	+ 且高表达	低表达
Luminal B 型（HER2 阴性）	–	+	– 或低表达	高表达

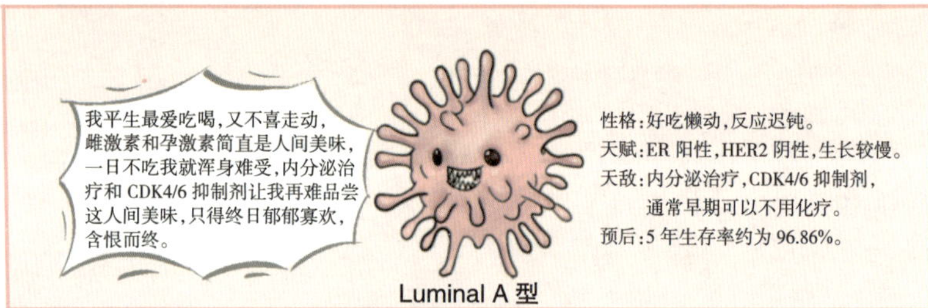

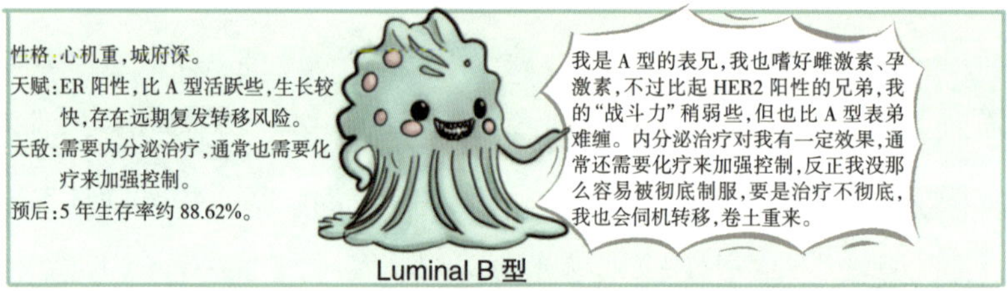

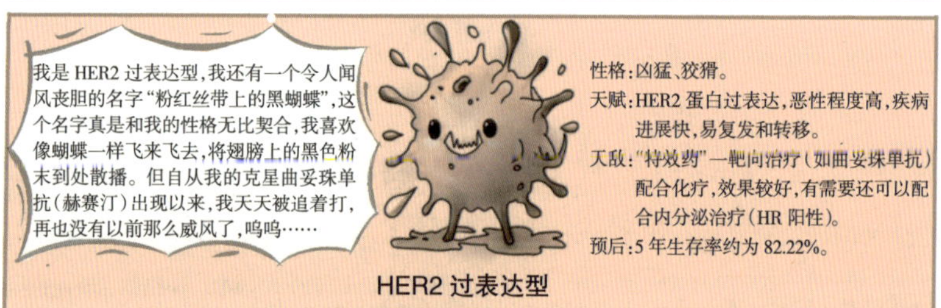

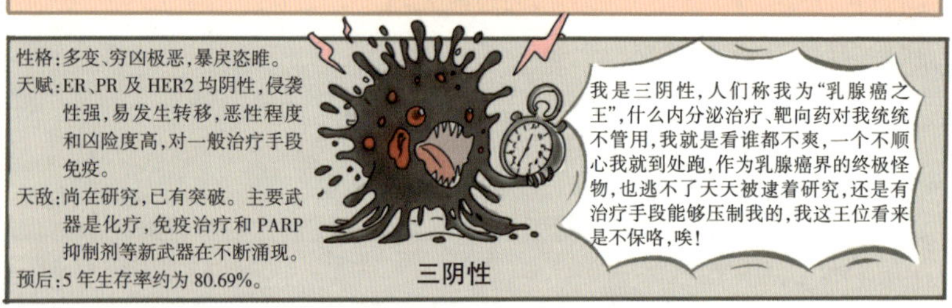

分析完每一种乳腺癌的性格、天赋，是不是觉得乳腺癌也没有那么可怕了呢？虽然三阴性乳腺癌的预后相对较差，但近年来通过早期发现和积极治疗，5 年生存率有了显著提高。越早发现越早治疗，效果通常更好。尤其是在早期，癌细胞的扩散还未完全发生时，治疗的效果最好。所以，如果发现自己得了乳腺癌，不要过于恐慌，相信医生，也要相信自己，鼓起勇气，击败这个“怪兽”！

（宋小花　凌　云）

第二节　防癌小妙招

一、自检小课堂

乳房，作为女性身体的重要组成部分，承载着哺育生命的使命，其健康状况更是女性整体健康的“晴雨表”。然而，随着生活节奏的加快、压力的增大及环境因素的影响，乳腺疾病的发病率逐年上升，乳腺癌更是成为威胁女性生命健康的“头号杀手”之一。事实上，很多乳腺问题如果能早期发现、及时干预，治疗效果会大大提升。而乳房自检，就是早期发现乳腺疾病的第一道“防线”，每天只需 3 分钟，就能为乳房健康增添一份保障。

（一）选对时间：自检准确的“关键前提”

很多女性可能会随意选择时间进行乳房自检，但实际上，选择自检时间直接关系到检查结果的准确性。最理想的自检时间是月经结束后 7 ～ 10 天，这是经过大量临床观察和研究得出的科学结论。为什么这个时间段如此特殊呢？因为女性在月经周期中，体内的雌激素和孕激素水平会发生周期性变化，这些激素会对乳房产生直接影响。月经前，激素水平升高，乳房会出现充血、水肿，变得胀鼓鼓的，甚至有时候还会有点敏感或胀痛；而月经结束后 7 ～ 10 天，体内激素水平慢慢降下来，乳房的充血、水肿状态消退，恢复到最平稳、松软的状态。此时自检，能更清晰地触摸到乳房里面的情况，避免因乳房肿胀而将正常的乳腺组织误认为肿块，从而减少不必要的担忧和误诊。对于已经绝经的女性，由于体内激素水平相对稳定，没有月经周期的影响，可以选择每月固定一天进行自检，比如每月的第一天或最后一天，这样更容易形成习惯，避免遗漏。

（二）科学操作：三步轻松完成自检流程

乳房自检并不复杂，主要分为“看”“摸”和“挤”三个步骤（图 1-2-1），掌握正确的方法，就能让自检更有效。

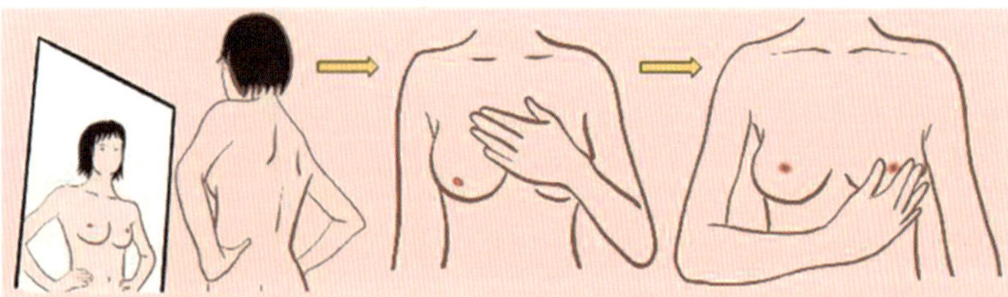

图 1-2-1　乳房自检流程

1.“看”：观察乳房外观变化　找一面足够大的镜子，站在镜子前，保持上半身直立，双臂自然下垂，仔细观察双侧乳房的外观。这一步的核心是“对比”和“观察细节”，具体可以从以下 3 个方面入手：①对比形状和大小：正常情况下，双侧乳房的形状和大小可能存在轻微差异，这是正常的生理现象。但如果发现差异突然增大，比如一侧乳房明显隆起、下垂或变形，就需要提高警惕。②观察乳房皮肤状态：正常的乳房皮肤应该光滑、平整，没有异常的颜色变化或皮疹。如果发现皮肤变得像橘子皮一样坑坑洼洼（医学上称为“橘皮样改变”），或者出现发红、肿胀、凹陷、溃疡等情况，可能是乳腺疾病的信号，需要及时就医。③观察乳头情况：注意乳头的位置是否对称，是否有内陷、偏斜或抬高的情况，乳头有没有分泌物等。在观察时，可以适当变换姿势，比如双臂上举、双手叉腰或身体前倾，这样能更全面地检查乳房的各个部位，避免遗漏潜在的问题。

2. “摸”：触摸感知乳房内部结构　“摸”（即触诊）是乳房自检中最为关键的核心步骤（图 1-2-2），其目的在于系统而细致地感知乳房内部结构的变化。正确的触诊需要讲究方法：首先，最佳的体位是仰卧，这样可使乳房组织均匀平铺于胸壁，便于触及深层；检查时，应将示指、中指、环指三指并拢，使用指腹（指肚）进行触摸，因为指腹感觉最为敏锐，切记不可用指尖掐捏，以免将正常的腺体误判为肿块。触诊必须全面有序，推荐遵循系统性路径：从乳腺癌高发的外上象限（包括延伸至腋下的乳腺尾叶）开始，想象以乳头为中心发出放射状线条，或按垂直方向划设条带，依次检查外上、外下、内下、内上四个区域，确保无一遗漏，最后别忘了检查乳头、乳晕并轻压观察有无溢液。过程中，力度应由浅入深，分轻、中、重三个层次按压，以感知不同深度的组织。此外，同侧腋窝的触诊也至关重要，旨在检查淋巴结有无异常肿大。整个过程中需保持心情平静，仔细感受组织的质地，有无孤立硬结、边界不清的肿块或与月经周期无关的局限性增厚。

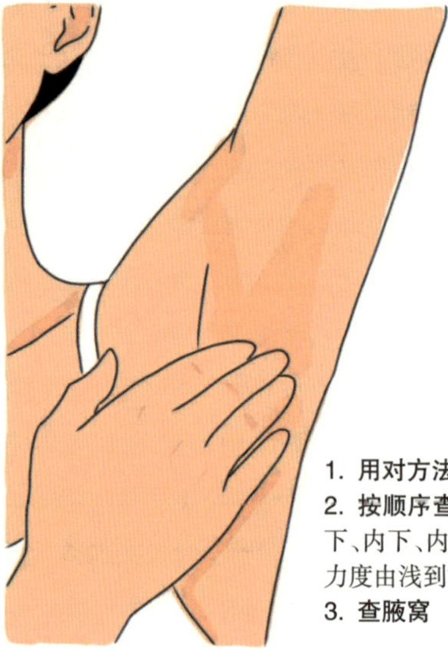

图 1-2-2 触诊示意图

如果摸到以下几种情况，就需要小心：①质地坚硬或与周围组织不同的肿块，特别是触感类似额头的无痛性硬块；②大小不一样的小疙瘩，位置固定，活动度差，和周围组织粘连，难以推动；③持续存在的疼痛或压痛点，某个区域按压时痛感明显，或者疼痛持续不缓解。如果发现以上异常情况，要及时记下来，包括肿块的位置、大小、形状、质地、活动度及是否有疼痛等信息，以便能准确地向医生描述（图 1-2-3）。

3. “挤”：检查乳头有无异常分泌物 “挤”是乳房自检

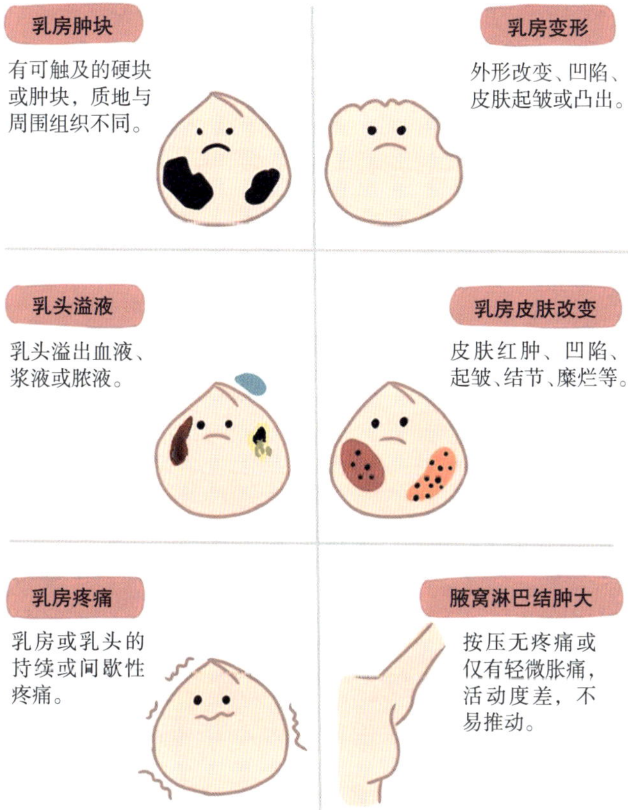

图 1-2-3　乳腺癌前期信号

中不可忽略的一步，主要用于检查乳头是否有异常分泌物。建议用食指和拇指指腹轻轻按压乳晕周围，由不同方向向乳头方向缓慢推挤，观察有无溢液。正常情况下多数女性不应有液体排出，或在哺乳期仅有乳汁分泌。如果发现非哺乳期单侧乳头出现血性、淡黄色或咖啡色、清水样分泌物，特别是自发性、持续性的溢液，或伴随乳房肿块、皮肤改变等情况，应予以重视，并记录溢液特征，及时就医做进一步检查，以便早期发现潜在乳腺导管内病变。

（三）实用技巧：让自检成为习惯

很多女性觉得自检麻烦，难以坚持，其实只要掌握一些实用技巧，就能让自检变得简单易行，轻松融入日常生活。比如，洗澡时是进行乳房自检的好时机，因为身上涂了沐浴露后皮肤变得光滑，手指更容易在乳房上滑动，能更清楚地感知乳房内部的情况。此外，养成每月固定一天进行自检的习惯也很重要，就像和身体定期“聊聊天”，通过长期的观察和触摸，能更敏锐地发现乳房的细微变化。

二、医院侦察兵

虽然乳房自检能帮助我们早期发现一些明显的异常，但仅凭自检是远远不够的，专业检查能为健康保驾护航。因为很多乳腺病变，尤其是早期的乳腺癌，肿块非常小，难以通过触摸发现，此时就需要依靠医院的专业检查来“侦察”。专业的乳腺检查就像可靠的“防癌侦察兵”，能发现我们肉眼和手指无法察觉的微小病变，为乳腺健康提供更全面的保障。

（一）不同年龄层的检查方案

精准匹配需求，乳腺组织会随着年龄的增长而发生变化，不同年龄段女性的乳腺疾病风险也存在差异，因此需要根据年龄制定个性化的检查方案。

1. 20～39岁　基础筛查，防患未然。20～39岁的女性乳腺组织通常比较致密，此时乳腺超声检查是首选的筛查方式。建议每1～3年做一次乳腺超声检查。乳腺超声检查是利用超声波对乳房进行扫描，通过计算机处理后形成乳房内部的图像。它具有安全无辐射、操作简便、价格相

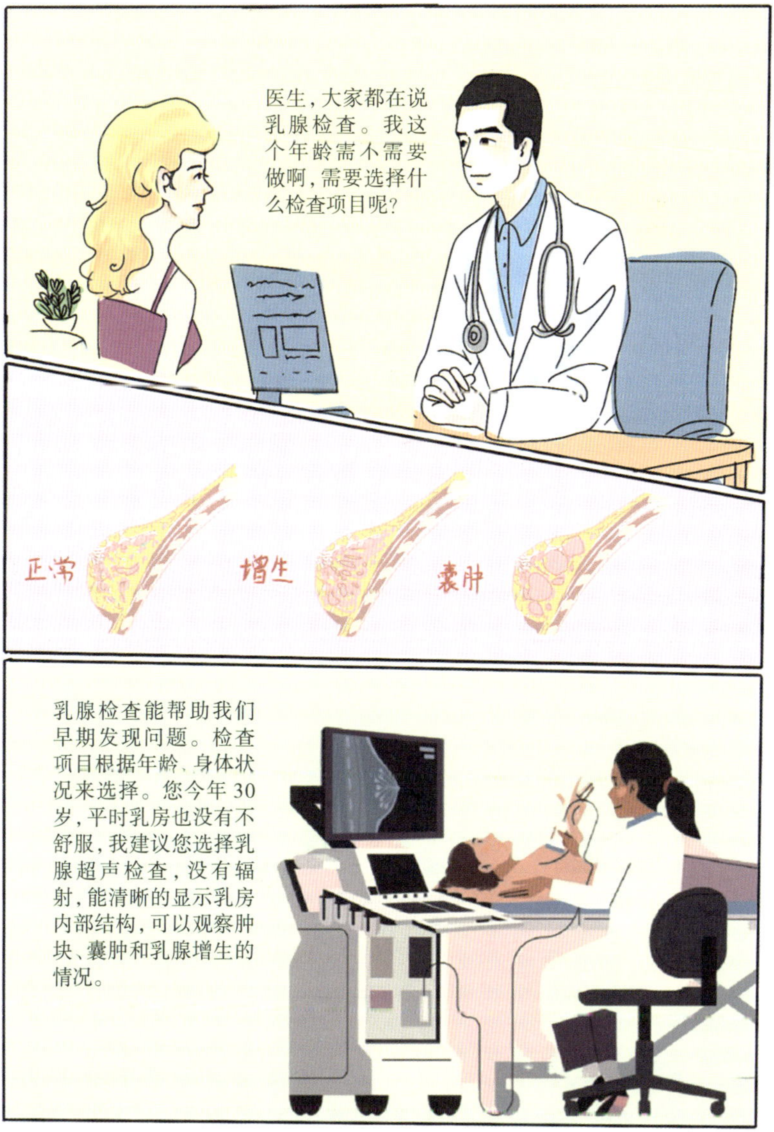
医生，大家都在说
乳腺检查。我这
个年龄需不需要
做啊，需要选择什
么检查项目呢？
正常
增生
囊肿
乳腺检查能帮助我们
早期发现问题。检查
项目根据年龄、身体状
况来选择。您今年 30
岁，平时乳房也没有不
舒服，我建议您选择乳
腺超声检查，没有辐
射，能清晰的显示乳房
内部结构，可以观察肿
块、囊肿和乳腺增生的
情况。

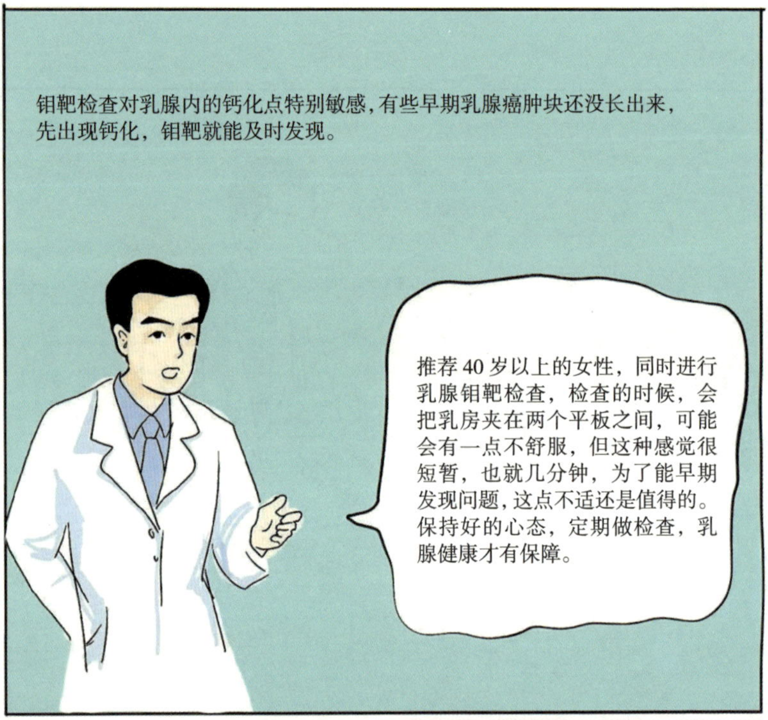

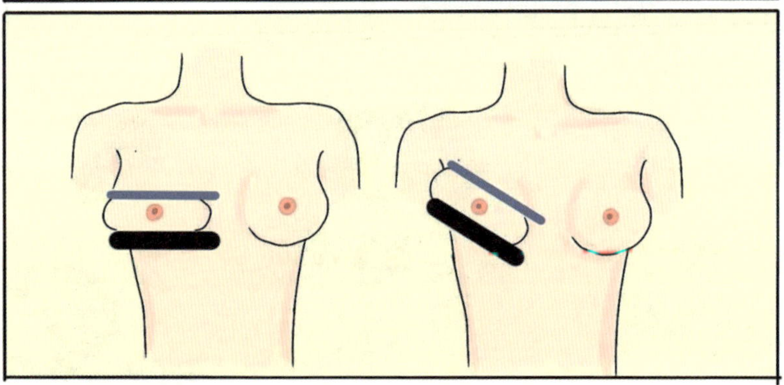

对亲民等优点，特别适合年轻女性。超声检查能清晰地显示乳房内部的结构，包括乳腺腺体、导管、脂肪组织等，能准确判断是否存在肿块、囊肿、增生等异常情况，并且能初步判断肿块的性质（良性或恶性）。

2. 40 岁以上　双重筛查，全面覆盖 40 岁以上的女性。随着年龄的增长，乳腺组织逐渐萎缩，脂肪组织增多，同时乳腺癌的发病风险也显著升高。因此，这个年龄段的女性需要更全面的筛查方案，建议每年做一次乳腺超声检查和乳腺钼靶摄影检查。乳腺钼靶摄影检查，通俗地说就是给乳房拍一张精细的"X 线照片"。它对乳腺内的钙化点特别敏感，而钙化点往往是早期乳腺癌的重要信号，通常在 X 线（乳腺钼靶）片上，就像是乳房组织里散布的一些"小亮点"或"小白点"，甚至在肿块出现之前就能发现异常。对于 40 岁以上的女性来说，钼靶摄影检查和超声检查可以互补，超声检查擅长发现肿块，而钼靶摄影检查擅长发现钙化点，两者结合能大大提高早期乳腺癌的检出率。

有家族遗传风险的人群需要提前筛查，加强监测，如果家族中有乳腺癌患者（比如母亲、亲姐妹或女儿得过乳腺癌），那么本人患乳腺癌的风险会比普通女性高 2 ～ 3 倍，这类女性需要特别重视乳腺筛查。建议从 35 岁甚至更早开始进行每年一次的乳腺筛查，筛查项目除了乳腺超声和钼靶摄影检查外，医生还可能根据具体情况建议加做乳腺磁共振成像（magnetic resonance imaging，MRI）检查。乳腺 MRI 检查是利用磁场和无线电波对乳房进行成像，能提供更详细、更立体的乳房内部结构信息。尤其是对于乳腺组织致密、钼靶摄影检查效果不佳的女性，或者有家族遗传史、怀疑有乳腺病变的女性，MRI 检查的分辨率更高，能发现更小的肿块，提供更准确的诊断依据。不过，MRI 检查的费用相对较高，检查时间也较长，一般需要 30 ～ 60 分钟，而且 MRI 增强检查需要注射造影剂，因此通常作为超声和钼靶摄影检查后的补充检查手段，而不是首选的筛查方式。

（二）正确看待检查结果：避免过度焦虑

很多女性在拿到乳腺检查报告后，看到“结节”“增生”等字样就会非常紧张，担心自己得了癌症。其实，这种担心大多是不必要的，因为绝大多数的乳腺结节和增生都是良性的，并不是癌症（图 1-2-4）。

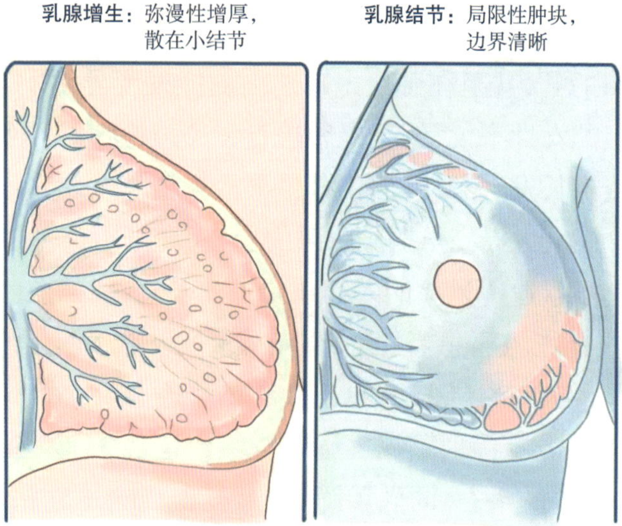

图 1-2-4　乳腺增生与乳腺结节的结构图

1. 乳腺增生　“乳腺增生”是女性最常见的乳腺良性疾病，主要是由于体内激素水平的波动引起的。月经前，雌激素水平升高，乳腺腺体增生、导管扩张，可能会出现乳房胀痛、肿块等症状；月经后，激素水平下降，症状会逐渐缓解。乳腺增生通常不需要特殊治疗，只需要定期复查即可。平时注意保持良好的生活习惯，避免熬夜、情绪波动过大，少吃辛辣刺激的食物，就能有效缓解增生的症状。

2. 乳腺结节　“乳腺结节”本身并不是一个疾病的诊断，而是一个形象化的描述，泛指在乳腺内部出现的、区别于正常组织的微小团块。绝大多数被发现的结节都是良性的，常见情况包括乳腺纤维腺瘤、囊肿等。良性结节通常质地较软、边界清晰、活动度好，生长速度缓慢，一般不会对健康造成威胁。然而，要意识到，有少数结节可能是恶性的（即乳腺癌）。恶性结节通常具备质地坚硬、边界模糊、活动度差、生长较快等特点。因此，发现乳腺结节后，最关键的一步是保持冷静，并严格遵从医生的专业建议，通过乳腺超声、钼靶摄影，必要时进行穿刺活检等检查来明确这个“结节”的具体性质。如果确诊为良性结节，通常只需定期复查观察其变化即可；如果不幸是恶性结节，请记住，早期发现并接受规范治疗，早期乳腺癌患者的5年生存率可以达到90%以上。医生不是来“宣判”疾病的，而是和我们一起守护健康的队友。拿到检查报告后，一定要认真听医生解读，医生会根据检查结果给出专业的建议。很多时候，医生都会笑着告诉我们：“报告没问题，记得按时来复查就行啦！”

三、生活防癌指南

好习惯铸就健康防线，防癌不是一句空洞的口号，而是融入日常生活的点点滴滴。很多乳腺疾病的发生都与不良的生活习惯密切相关，因此，养成健康的生活习惯，就像给乳房穿上了一件无形的“防护衣”，能有效降低乳腺疾病的发病风险。

（一）吃得对：为乳腺健康补充营养

饮食是维持身体健康的基础，合理的饮食结构能为乳腺细胞提供充足的营养，增强乳腺细胞的抵抗力。

1. 多吃蔬菜水果：乳腺健康的“天然卫士” 蔬菜水果富含维生素、矿物质、膳食纤维和多种植物化学物，这些营养成分对乳腺健康至关重要。维生素 C 能增强人体的免疫力，促进胶原蛋白的合成，保护乳腺组织免受自由基的损伤；维生素 E 具有抗氧化作用，能减少乳腺细胞的氧化应激，降低乳腺癌的发病风险；膳食纤维能促进肠道蠕动，减少肠道对雌激素的吸收，从而调节体内的激素水平，预防乳腺增生和乳腺癌。建议每天保证摄入足够的蔬菜水果，其中蔬菜的摄入量应达到 500 克左右，水果的摄入量应达到 200 克左右。在选择蔬菜、水果时，要注意种类的多样性，不同颜色的蔬菜、水果含有不同的营养成分，比如深色蔬菜［如菠菜、青花菜（西蓝花）、胡萝卜等］富含 β-胡萝卜素，红色水果（如草莓、樱桃、番茄等）富含番茄红素，紫色蔬菜（如紫甘蓝、茄子等）富含花青素，多样化的摄入能确保营养的全面均衡。

2. 多吃优质蛋白：为乳腺健康筑牢“防护墙” 日常饮食中充分摄取优质蛋白质对乳腺健康至关重要，鸡蛋、豆制品、奶制品及瘦肉等常见食物都是优质蛋白的良好来源，它们不仅提供构建和修复乳腺组织所必需的氨基酸，促进细胞正常更替与功能维持，还具有抗炎特性，能够帮助减轻乳腺组织炎症，从而降低乳腺癌的发生风险。研究表明，每日摄入足量优质蛋白（如来自豆腐、豆浆、牛奶、鸡蛋或鸡胸肉等的蛋白质）的人群，其乳腺癌发病风险显著低于蛋白质摄入不足的人群。建议大家平时多吃这些易获取的食物，例如每天吃一两个鸡蛋，喝一杯牛奶或豆浆，适量吃些豆腐或去皮禽肉，烹饪时尽量选择蒸、煮、炖等少油方式，避免油炸或烧烤，以保留营养并减少额外脂肪摄入，长期坚持有助于提升人体抗病能力，守护乳腺健康。

3. 少吃"坏东西"：拒绝为癌细胞"添砖加瓦"　除了要多吃有益的食物，还要注意少吃或不吃对乳腺健康有害的食物，避免为癌细胞的生长提供"温床"。油炸食品、甜点蛋糕、含糖饮料等富含高脂肪、高糖和高热量，长期大量食用易导致肥胖。肥胖是乳腺癌的重要危险因素，脂肪组织会分泌雌激素，过高的雌激素水平会刺激乳腺细胞增殖，增加发病风险；同时这类食物还会扰乱人体代谢、降低免疫力，增加乳腺疾病发生率。此外，蜂王浆等富含外源性雌激素的食物也需谨慎食用，外源性雌激素会直接干扰体内激素平衡，过度摄入可能刺激乳腺组织，加大病变隐患。酒精更是乳腺健康的"大敌"，它会影响雌激素代谢使其水平升高，还会损伤乳腺细胞的脱氧核糖核酸（deoxyribonucleic acid，DNA），显著增加患乳腺癌风险。研究显示，每天饮用一杯酒精饮料的女性，其发病风险会增加 5% ～ 10%，且饮酒量越大风险越高。因此，建议女性尽量少喝或不喝酒，有乳腺疾病家族史的女性更应严格戒酒。

（二）动起来：用活力赶走癌细胞

运动是预防乳腺疾病的有效手段之一，规律的运动能增强人体的免疫力，调节体内的激素水平，促进乳房周围的血液循环，为乳腺健康提供良好的环境。

1. 每天 30 分钟：坚持运动不难　很多女性觉得没有时间运动，但其实运动不需要占用太多时间，每天坚持 30 分钟的中等强度运动就足够了。中等强度运动是指运动时心跳加快、呼吸有些急促，但仍能说话的运动，比如快走、慢跑、瑜伽、游泳、骑自行车等。这些运动不仅能锻炼全身的肌肉，还能促进乳房周围的血液流动，减少乳腺组织的淤血和水肿，缓解乳腺增生的症状。运动还能调节体内的激素水平，尤其是雌激素和孕激素的平衡。长期缺乏运动的女性，体内雌激素水平容易升高，而规律的运动能降低雌激素水平，减少对乳腺细胞的刺激，从而降低乳腺癌的发病风险。研究表明，每天坚持 30 分钟运动的女性，乳腺癌的发病风险比不运动的女性低 15% ～ 20%。

2. 利用碎片时间：随时随地动起来　如果实在没有完整的 30 分钟时间运动，也可以利用日常生活中的碎片时间进行活动。比如，上班时提前一站下车，步行到单位；坐电梯改为爬楼梯；工作间隙站起来活动 5 ～ 10 分钟，做一些简单的伸展运动；晚上饭后和家人一起散步等。这些看似微小的活动，积累起来也能达到不错的运动效果，为乳腺健康加分。

（三）心情好：免疫力的“隐形助推器”

情绪对身体健康的影响往往被人们忽视，但实际上，不良情绪是乳腺疾病的重要诱因之一。长期的生气、焦虑、抑郁、压力大等不良情绪，会影响人体的内分泌系统和免疫系统，导致体内激素水平紊乱，免疫力下降，从而增加乳腺疾病的发病风险。

1. 坏情绪：乳腺健康的隐形杀手　当人处于不良情绪状态时，身体会分泌肾上腺素、皮质醇等应激激素，这些激素会抑制免疫系统的功能，使身体的抵抗力下降，容易受到疾病的侵袭。同时，不良情绪还会影响乳腺组织的血液供应，导致乳腺组织缺血、缺氧，引起乳腺增生、乳房胀痛等症状。长期的不良情绪还会导致体内雌激素水平升高，刺激乳腺细胞增殖，增加乳腺癌的发病风险。

2\. 好心情：乳腺健康的守护神　保持良好的心情对乳腺健康至关重要。积极乐观的情绪能促进人体的内分泌平衡，增强免疫系统的功能，提高身体的抵抗力，从而减少乳腺疾病的发病风险。同时，好心情还能促进乳房周围的血液循环，为乳腺组织提供充足的营养和氧气，保持乳腺组织的健康。那么，如何保持好心情呢？其实很简单，每天留出一点时间做自己喜欢的事情就行。比如，听听自己喜欢的音乐，音乐能缓解紧张的情绪，放松身心；看个搞笑的节目或电影，开怀大笑能释放压力，改善情绪；和好朋友聊聊天，把心里的烦恼说出来，能减轻心理负担；还可以培养一些其他兴趣爱好，如养花、画画、读书、运动等，这些活动能转移注意力，丰富生活，让心情变得更加愉悦。

（唐园园　黄佳倩）

第三节　抗癌武器库

一、手术治疗：坏蛋清扫术

在乳腺癌治疗中，外科手术作为基石性手段，既要把癌细胞切干净，又得尽量保护身体正常功能和外观不受太大影响。随着技术的革新，手术治疗已从单一切除发展为涵盖原发灶切除、淋巴结处理、乳房重建的个体化方案等，满足不同患者需求。

（一）乳房原发灶切除手术：针对“老巢”的多样化方案

乳房原发灶是癌细胞源头，医生依据肿瘤侵犯范围、患者状况选择手术，分三类形成“全乳到局部”的梯度治疗。

1. 乳腺癌根治术：传统全面的“一锅端” 适用于癌细胞侵犯到胸部的肌肉（医学上称为胸大肌、胸小肌，用手触摸能感觉到肌肉变硬，与其他部分粘连），或病情处于晚期且乳房皮肤广泛浸润、溃疡的患者。在手术过程中，医生会切除整个乳房（包括乳头、乳晕）、周围脂肪组织、胸大肌和胸小肌，另外还会清扫腋窝处的淋巴结，最大程度清除癌细胞，降低癌症复发的风险。不过这种手术的明显弊端就是术后胸部会塌陷，外观上有很大改变，而且上肢的活动也会严重受到限制（如胳膊很难抬高过肩膀），目前临床应用极少，仅用于病情严重的患者。

2. 乳腺癌改良根治术：疗效与功能的“平衡器” 是临床最常用的手术方式，适用于肿瘤直径超过 3 厘米、位置靠近乳头乳晕区（保乳影响外观），或病理检查发现癌细胞恶性程度高的患者。与根治术相比，核心改进是保留胸大肌、胸小肌，仅切除患病的乳房（包括乳头、乳晕）、胸大肌表面的筋膜及腋窝淋巴结。别小看这个改进，可减少并发症：保留胸大肌可维持胸部的基本形态，减少塌陷；保留胸小肌可减少对上肢神经损伤，从而减少胳膊抬举困难、肩部疼痛等问题的发生。患者术后住院 7 ～ 10 天就能出院，出院后坚持 1 ～ 2 个月上肢功能锻炼，大多可恢复正常活动。

3. 保乳手术：精准局部切除，保留外观 保乳手术

（breast conserving surgery，BCS）是早期乳腺癌的重要治疗方式，其核心是在完整切除肿瘤（确保切缘阴性）的前提下保留乳房外形，兼具肿瘤学安全性与美学效果，适用于临床分期为Ⅰ、Ⅱ期的早期乳腺癌，肿瘤最大径最好≤3cm或经新辅助化疗后显著缩小至该范围，肿瘤位置远离乳头乳晕区（距离≥2厘米），乳房体积足够（切除后不影响两边对称性）的患者，深受年轻及外观需求者青睐。手术原则简单来说是“局部切肿瘤，切缘无癌细胞”：医生会依据肿瘤位置选择隐蔽的地方开口（如乳晕旁弧形、乳房外侧小切口），再切除带有肿瘤的部分乳腺组织（含周围1～2厘米正常组织），快速病理检查确保切缘无癌细胞；若切缘有癌细胞，就需再扩大一点切除范围，直到干净为止。手术后通常要配合4～6周的局部放射治疗（简称“放疗”），使其5年复发率与改良根治术持平（均＜5%）。保乳手术优势显著：保留乳房形态减少心理打击，切口仅2～5厘米，术后疼痛轻、术后3～5天出院，1～2周恢复生活。但有严格禁忌证：妊娠期乳腺癌患者（放疗容易损伤胎儿）、多灶性乳腺癌（乳房多个独立肿瘤）患者、钼靶摄影示弥漫性钙化灶者（可能有隐匿肿瘤）不适用。

经典保乳手术是在进行肿瘤广泛切除或象限切除后，直接拉拢腺体或缝合皮肤切口，残腔由纤维素渗出填充，并逐渐机化。经典保乳手术适合用于切除体积＜20%乳房体积的患者，但当肿瘤较大、切除体积在20%～50%左右时，可能留下乳房变形，患者应如何实现保乳？肿瘤整形保乳手术技术的发展带来更多的保乳机会：一方面可以通过肿瘤外科手术将肿瘤尽可能完整切除，保证患者的安全，另一方面，通过整形的手段将乳房缺失的部分修复至完整，进而恢复乳房的美丽。肿瘤整形保乳手术已成为乳腺癌外科治疗中的重要术式，与经典保乳手术具有相似的肿瘤安全性。

4. 全乳房切除术：根除病灶，适用广泛 当患者不适合保乳时，全乳房切除术是应用广泛的基础术式。它切除范围包括整个乳房、乳头、乳晕及胸大肌筋膜，但会保留胸肌和腋窝淋巴结。它主要适用于多种情况：例如导管原位癌、肿瘤范围较广或多灶性不适合保乳的患者，患者自身无保乳意愿，或因年老体弱无法耐受更大范围手术。与保乳手术相比，它降低了局部复发风险，但牺牲了乳房外形。近年来，肿瘤整形领域提出保守性全乳切除术，包括保留乳头乳晕的乳房切除术（nipple-sparing mastectomy，NSM）、保留皮肤的乳房切除术（skin-sparing mastectomy，SSM）和缩减皮肤的乳房切除术（skin-reduction mastectomy，SRM）。在经过审慎选择的患者中，其局部复发率与传统乳房切除术无明显差异，适用于不宜保乳，并排除保守性全乳切除禁忌证，但有乳房重建意愿的患者，能保留乳房美学相关的重要解剖结构，有助于提高即刻乳房重建手术的美观度和患者满意度。

（二）腋窝淋巴结处理手术：阻断扩散“跳板”

腋窝淋巴结是乳房淋巴回流必经之路，30% ～ 40% 患者确诊时癌细胞已转移至腋窝淋巴结，处理腋窝淋巴结是乳腺癌手术里很关键的一步，依转移情况可选择两种术式。

1. 腋窝淋巴结清扫术：全面清剿转移灶 术前超声、穿刺活检提示淋巴结转移，或术中前哨淋巴结活检结果阳性时需开展，目的是清除转移淋巴结，明确分期（如 N_1、N_2

期),为后续治疗提供依据。手术按解剖位置分为三区清扫(图 1-3-1)。

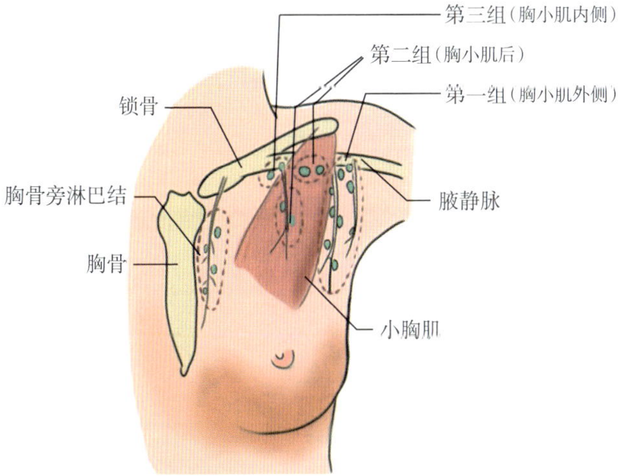

图 1-3-1　腋窝淋巴结分组

Level Ⅰ(胸小肌外侧组):胸小肌外侧,淋巴回流第一站,癌细胞最先侵犯,需全部清扫。

Level Ⅱ(胸小肌后组):胸小肌后方,连接内外区,是扩散中转站,必须彻底清除。

Level Ⅲ(胸小肌内侧组):胸小肌内侧、腋窝顶部,仅 level Ⅱ转移严重(如淋巴结融合、侵犯血管)时清扫。

清扫中需保护 3 条“生命线”:胸长神经(支配前锯肌,受损致“翼状肩”、抬臂难)、胸背神经(支配背阔肌,受损致上肢无力,无法梳头提物)、腋静脉(上肢静脉回流主干道,受损致肿胀、淤血,严重时可引发血栓)。术后腋窝放引流管(保留 3 ～ 5 天)排渗出液,患者需避免挤压引流管,按医嘱做握拳、缓慢抬臂锻炼,预防淋巴水肿。

2. 前哨淋巴结活检术:精准侦查,减少创伤　前哨淋巴结是癌细胞转移腋窝的“第一道岗哨”(1 ～ 2 个),如前哨淋巴结未发现癌转移,则其余腋窝淋巴结受累的可能性极低,无需全面清扫,这一策略是近年来的技术突破。手术分两步(图 1-3-2)。

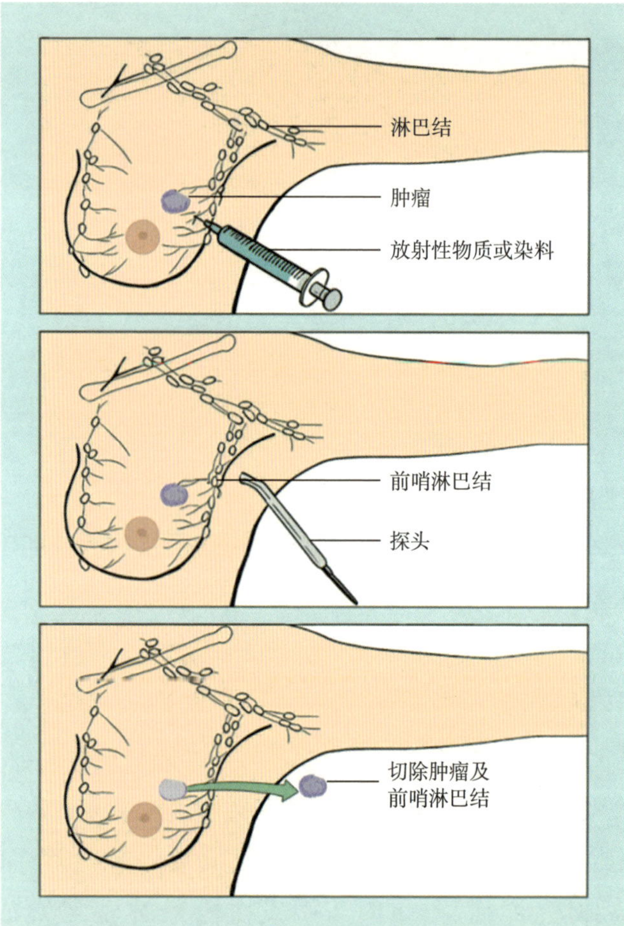

图 1-3-2　前哨淋巴结活检术

第一步，术前 1 ～ 2 小时在乳房肿瘤旁注射示踪剂（放射性核素 + 蓝色染料），核素随淋巴液聚集于前哨淋巴结，探测器可检测；染料使淋巴结变蓝，肉眼可辨，双重标记准确率＞95%。

第二步，腋窝做 2 ～ 3 厘米小切口，切除标记的前哨淋巴结，送病理科检查。30 分钟内出结果，阴性则缝合切口结束手术，阳性则需进一步清扫。

前哨淋巴结活检术的优势：切口小、术后疼痛轻，术后 3 ～ 5 天出院；上肢淋巴水肿发生率从 15% ～ 30% 降至＜ 5%（相对腋窝淋巴结清扫术）；手术仅 10 ～ 15 分钟，降低麻醉风险。适用于Ⅰ期、Ⅱ期早期乳腺癌，且术前超声无腋窝淋巴结肿大或可疑转移者。

（三）乳房重建术：术后外观修复，重拾自信

乳房重建为全乳切除（改良根治术、根治术）患者恢复外观，减少心理问题，是综合治疗的重要补充措施（具体内容详见第二章第一节）。

二、化学治疗：全身大扫除

在对抗乳腺癌的“全域战役”中，化疗就像一场覆盖全身的“精准大扫除”——它不局限于局部病灶，而是通过血液循环系统，让化疗药物抵达身体各个角落，清除潜藏的癌细胞，尤其针对可能已发生微小转移、却无法被影像学检查发现的“隐形敌人”。这种“全身作战”的特性，让化疗成为乳腺癌综合治疗中不可或缺的一环，无论是术前缩小肿瘤（新辅助化疗）、术后预防复发（辅助化疗），还是晚期控制病情（姑息化疗），都发挥着关键作用。

（一）化疗药物：多兵种协同的“清洁特工队”

化疗药物并非单一“武器”，而是由不同作用机制的“特工”组成的团队。它们针对癌细胞快速分裂的特点，从多个环节阻断其增殖路径，实现协同打击，降低耐药风险。除了大家较为熟悉的药物类型，乳腺癌治疗中还常用到以下几类化疗药物，它们各具特色、相互配合。

1. 蒽环类药物：破坏 DNA 的“核心力量” 蒽环类药物堪称乳腺癌化疗的“主力军”。它们能潜入癌细胞内部，破坏遗传物质（DNA）的结构，干扰其复制，同时还能影响癌细胞的能量供应，最终导致癌细胞死亡。代表性药物包括多柔比星、表柔比星等，其中表柔比星对心脏的影响相对更小，更为常用。这类药物尤其适用于肿瘤较大、HER2 阴性等类型的乳腺癌患者。

2. 紫杉烷类药物：阻止癌细胞分裂的“制动器” 紫杉烷类药物来源于天然植物，能够有效阻止癌细胞分裂。它们通过干扰细胞内的“骨架结构”，使癌细胞无法正常分离成两个新细胞，分裂过程被迫中止，癌细胞因此凋亡。紫杉醇、多西他赛是常用的紫杉烷类药物，往往与蒽环类药物联合，形成强有力的治疗方案，尤其用于晚期或复发风险较高的患者。

3. 烷化剂：直接损伤 DNA 的“爆破手” 烷化剂能直接攻击癌细胞的 DNA，造成其结构破坏，使癌细胞失去繁殖能力。环磷酰胺是其中最常用的药物之一，常与其他类型药物联合使用。例如在 EC 方案（表柔比星 + 环磷酰胺）中，它与蒽环类药物协同增强抗癌效果。

4. 铂类药物：强化遗传物质损伤的“特种兵” 铂类药物（如顺铂、卡铂）通过类似烷化剂的机制，与 DNA 结合，引起更严重、更难修复的损伤。它们尤其在对某些靶向治疗不敏感的三阴性乳腺癌中发挥重要作用，常用于术前辅助治疗或晚期患者。

5. 其他药物：干扰代谢的“伪装者”　还有一类药物通过“伪装”成细胞增殖所需的营养物质，干扰癌细胞代谢过程，从而抑制其生长。例如氟尿嘧啶、氨甲蝶呤等，它们常用于联合方案如 CMF（环磷酰胺 + 氨甲蝶呤 + 氟尿嘧啶），通过断供“原料”抑制癌细胞增殖。

（二）乳腺癌常见化疗方案：个体化的“清扫计划”

化疗并非“一刀切”的治疗，医生会根据患者的乳腺癌分期（早期 / 晚期）、病理类型（如三阴性、HER2 阳性、激素受体阳性）、身体状况（年龄、肝肾功能、是否有基础病）等因素，制定个体化的“清扫计划”——即联合化疗方案。不同方案的药物组合、给药周期、治疗时长都不同，目的是在保证疗效的同时，最大限度降低副作用。以下是乳腺癌临床中按治疗阶段常用的几类化疗方案。

1. 新辅助化疗方案（术前缩小肿瘤）　新辅助化疗用于肿瘤较大（无法直接手术）或希望保乳但肿瘤与乳房比例不合适的患者，目的是缩小肿瘤体积，提高手术切除率或保乳成功率，同时也能获取肿瘤的药物敏感信息。

（1）TEC 方案（多西他赛 + 表柔比星 + 环磷酰胺）：这是新辅助化疗中疗效较强的方案，尤其适用于三阴性乳腺癌或 HER2 阴性、肿瘤负荷大的患者，每 21 天为 1 个周期，共 6 个周期。方案中，多西他赛（紫杉烷类）、表柔比星（蒽环类）、环磷酰胺（烷化剂）三药联合，杀癌作用更强，但副作用也更显著（如严重骨髓抑制、恶心、呕吐），需密切监测血常规和肝肾功能。

（2）EC → T 方案（同辅助化疗）：也可用于新辅助化疗，尤其适用于 HER2 阴性患者。该方案为每 21 天为 1 个周期，通过 4 周期 EC 方案后序贯使用紫杉醇，缩小肿瘤的同时，能评估肿瘤对化疗的敏感性，为术后治疗提供参考。

（3）TCbHP 或 THP 方案（多西他赛 + 曲妥珠单抗 + 帕妥珠单抗 ± 卡铂）：用于 HER2 阳性局部晚期乳腺癌的新辅助治疗，在化疗 + 靶向药物的基础上，部分患者会加用卡铂（铂类），进一步增强疗效，提高肿瘤病理学完全缓解（pathologic complete response，pCR）率，即术后病理未发现癌细胞的概率。

2. 辅助化疗方案（术后预防复发） 辅助化疗主要用于肿瘤已切除，但存在复发风险（如肿瘤较大、淋巴结转移、病理分级高）的患者，目的是清除可能残留的微小转移灶。辅助化疗方案见表 1-3-1。

表 1-3-1 乳腺癌辅助化疗方案对比

方案	药物组合	周期数 / 个（21 天 / 周期）	适用人群	核心特点
EC	表柔比星 + 环磷酰胺	4	HER2 阴性早期患者	经典方案需防心脏毒性
TC	多西他赛 + 环磷酰胺	4	HER2 阴性早期患者	替代方案骨髓抑制
EC → T	表柔比星 + 环磷酰胺→紫杉醇	4	HER2 阴性高危患者	强化方案毒性
TH	多西他赛 + 曲妥珠单抗	6	HER2 阳性早期患者	靶向联合需监测心脏功能

（1）EC方案（表柔比星 + 环磷酰胺）：这是HER2阴性早期乳腺癌的经典辅助方案之一，每21天为1个周期，共4个周期。方案中，表柔比星（蒽环类）与环磷酰胺（烷化剂）联合，通过不同机制攻击癌细胞，疗效明确，但需注意蒽环类药物的心脏毒性，用药前需评估心脏功能。

（2）TC方案（多西他赛 + 环磷酰胺）：适用于无法耐受蒽环类药物的患者（如老年患者、有心脏病史的HER2阴性患者），每21天为1个周期，共4个周期。多西他赛（紫杉烷类）与环磷酰胺联合，心脏毒性低，副作用以骨髓抑制（白细胞减少）、脱发为主，患者耐受性较好。

（3）EC→T方案（表柔比星 + 环磷酰胺→紫杉醇）：属于“序贯方案”，先进行4个周期EC方案，再进行4个周期紫杉醇（每7天1次，共12次）或4个周期多西他赛（每21天1次，共4次），适用于复发风险较高的HER2阴性患者（如淋巴结转移≥4个）。这种“强化方案”能进一步降低复发率，但副作用也相对更明显，需加强支持治疗。

（4）TH方案（多西他赛 + 曲妥珠单抗）：专门用于HER2阳性早期乳腺癌患者，在化疗的同时联合靶向药曲妥珠单抗，每21天为一个周期，共6个周期（曲妥珠单抗需持续使用1年）。该方案通过“化疗 + 靶向”的协同作用，大幅降低HER2阳性患者的复发风险，是HER2阳性乳腺癌辅助化疗的标准方案之一。

3. 晚期解救化疗方案（控制转移性病情） 解救化疗用于晚期乳腺癌（肿瘤已转移至肺、肝、骨等部位）患者，目的是控制肿瘤进展、缓解症状、延长生存期、提高生活质量，无法根治但能有效改善预后。

（1）TX 方案（多西他赛 + 卡培他滨）：适用于晚期 HER2 阴性晚期乳腺癌患者，尤其是既往接受过蒽环类药物治疗的患者，每 21 天为一个周期，直至肿瘤进展或患者无法耐受。卡培他滨是口服抗代谢药，与多西他赛联合，能有效控制肿瘤，且口服给药方便，患者可在家完成治疗，减少住院次数，但需要注意卡培他滨服用要求，提前预防腹泻的发生。

（2）吉西他滨 + 紫杉醇方案：吉西他滨是另一种抗代谢药，与紫杉醇联合，适用于晚期乳腺癌二线或三线治疗（即既往化疗失败后的治疗），每 21 天为一个周期，副作用以血小板减少、乏力为主，对部分耐药患者仍有较好疗效。

（3）T-DM1 方案（曲妥珠单抗 - 美坦新偶联物）：这是一种“抗体药物偶联物”（antibody-drug conjugate，ADC），属于靶向药范畴，用于 HER2 阳性晚期乳腺癌，尤其适用于既往接受过曲妥珠单抗治疗的患者。它将曲妥珠单抗（靶向 HER2 的抗体）与美坦新（一种强效化疗药）偶联，能精准将化疗药送达 HER2 阳性癌细胞内，减少对正常细胞的损伤，疗效显著且副作用相对较轻。

（三）化疗的“后勤保障”：减轻副作用，助力完成治疗

虽然化疗和靶向治疗能有效抗癌，但也会对正常细胞产生一定影响，导致副作用（如恶心呕吐、骨髓抑制、脱发、乏力等）。为帮助患者顺利完成治疗，现代医学配备了完善的“后勤保障”体系——即支持治疗药物，这些药物并非直接作用于癌细胞，而是针对副作用进行干预，提高患者耐受性。

1. 止吐药　缓解消化道反应。恶心、呕吐是化疗最常

见的副作用之一，尤其在使用顺铂、表柔比星等药物时更明显。临床常用的止吐药如下。

（1）5- 羟色胺（5-hydroxytryptamine，5-HT）3 受体拮抗剂：如昂丹司琼、帕洛诺司琼，通过阻断胃肠道和中枢神经系统的 5-HT3 受体，抑制呕吐反射，是化疗前的“常规用药”。

（2）神经激肽 1（neurokinin-1，NK-1）受体拮抗剂：如阿瑞匹坦，用于预防延迟性呕吐（化疗后 24 ～ 72 小时出现的呕吐），常与 5-HT3 受体拮抗剂联合使用，增强止吐效果。

（3）糖皮质激素：如地塞米松，通过抑制炎症反应和呕吐中枢，辅助止吐，尤其适用于高致吐性化疗方案。

2. 造血生长因子　维护造血功能。化疗会抑制骨髓的造血功能，导致白细胞（抵抗感染）、血小板（止血）、红细胞（携带氧气）减少，其中白细胞减少最常见，易引发严重感染。主要的造血生长因子如下。

（1）粒细胞集落刺激因子（granulocyte colony-stimulating factor，G-CSF）：如重组人粒细胞集落刺激因子、聚乙二醇化重组人粒细胞集落刺激因子，促进骨髓产生白细胞，降低化疗后感染的风险，常用于紫杉烷类、铂类药物化疗后。

（2）血小板生成素（thrombopoietin，TPO）：如罗米司亭，用于化疗导致的严重血小板减少，减少出血风险。

（3）促红细胞生成素（erythropoietin，EPO）：用于化疗导致的贫血，改善乏力、头晕等症状，但需严格评估使用指征，避免促进肿瘤生长的风险。

3. 其他支持治疗药物

（1）保肝药：如甘草酸二铵、还原型谷胱甘肽，用于预防化疗药物（如多西他赛、氨甲蝶呤）对肝脏的损伤，保护肝功能。

（2）护心药：如右丙亚胺，用于预防蒽环类药物（多柔比星、表柔比星）的心脏毒性，降低心肌损伤的风险。

（3）营养支持药物：如氨基酸、脂肪乳、维生素，用于化疗后食欲下降、营养不良的患者，维持身体基本营养需求，帮助身体恢复。

三、靶向治疗：精准狙击

在乳腺癌综合治疗体系中，靶向治疗是依托分子生物学技术发展起来的“精准作战”手段——它不像化疗那样“无差别攻击”，而是通过识别癌细胞特有的“分子标签”（靶点），针对性地阻断其生长、扩散通路，如同战场上的狙击手锁定目标后精准开火，既能高效打击癌细胞，又能最大程度减少对正常细胞的损伤，是乳腺癌治疗从“标准化”走向“精准化”的重要标志。目前，靶向治疗已成为HER2阳性乳腺癌的核心疗法，也广泛应用于乳腺癌相关基因（breast cancer-related gene，*BRCA*）突变等类型患者，是与化疗并列的核心治疗手段。

（一）先识“靶点”：靶向治疗的“战前侦察”

靶向治疗的核心前提是“找到靶点”——只有明确癌细胞存在特定的异常分子（靶点），才能选择对应的靶向药物。因此，在启动治疗前，医生会通过分子病理检测，对肿瘤组织进行“全面侦察”，确定是否存在可靶向的异常分子。目前乳腺癌临床中明确且成熟的靶点主要有两类：HER2和*BRCA*。ER、PR虽常被提及，但针对它们的治疗（如芳香化酶抑制剂、他莫昔芬）属于内分泌治疗，并非严格意义上的靶向治疗(二者作用机制、靶点性质不同,需明确区分)。

常用的分子病理检测方法有两种:

1. 免疫组织化学染色(immunohistochemistry staining, IHC)　通过特异性抗体与癌细胞表面的靶点结合,再用显色剂标记,在显微镜下观察是否存在靶点(如HER2)及其表达强度,是检测HER2的初步手段。若IHC结果为"3+",则直接判定为HER2阳性;若为"1+"或"0",则判定为HER2阴性;若为"2+",需进一步用其他方法确认。

2. 荧光原位杂交(fluorescence in situ hybridization, FISH)技术　通过荧光标记的探针与癌细胞内的基因结合,在荧光显微镜下观察基因扩增情况(如HER2基因是否扩增),是确认HER2阳性的"金标准"。对于IHC "2+"的患者,需通过FISH明确是否存在HER2基因扩增,避免误判。

此外,针对*BRCA*靶点的检测常用基因测序技术,通过检测患者血液或肿瘤组织中的*BRCA1/2*基因,判断是否存在致病性突变,为选择多腺苷二磷酸核糖聚合酶[poly(ADP-ribose) polymerase, PARP]抑制剂(*BRCA*靶向药)提供依据。

(二)核心靶点与对应药物:精准匹配的"武器库"

目前乳腺癌临床应用最广泛、疗效最明确的靶向治疗,主要围绕HER2和*BRCA*两大靶点展开,不同靶点对应不同作用机制的药物,形成了针对性的"治疗方案"。

1. HER2靶点　针对HER2阳性乳腺癌。HER2是一种位于癌细胞表面的蛋白质,正常情况下参与细胞生长调控,但在约20%～30%的乳腺癌患者中,HER2基因会发生扩增,导致HER2蛋白过度表达(HER2阳性),进而持续激活细胞生长信号，促使癌细胞快速增殖、扩散。针对这一靶点的药物，主要通过“阻断信号通路”“精准递送毒性物质”“激活免疫攻击”3种方式发挥作用。

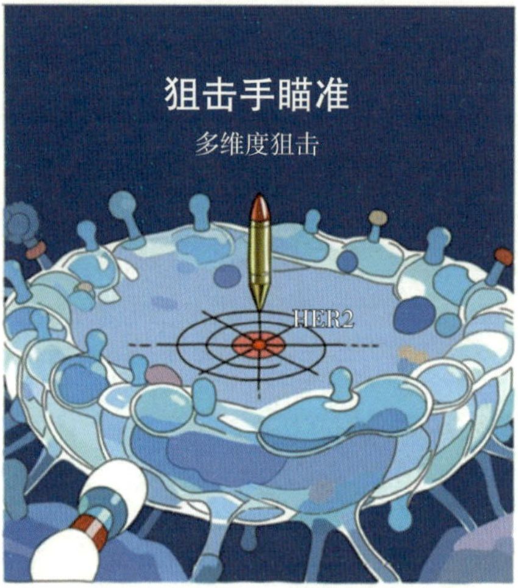

（1）曲妥珠单抗：首个针对HER2的靶向药，也是HER2阳性乳腺癌治疗的“基石药物”。它能与癌细胞表面的HER2蛋白特异性结合，一方面阻断HER2与其他受体结合形成信号通路，抑制癌细胞生长；另一方面还能激活人体免疫系统中的“依赖抗体的细胞毒性”，引导免疫细胞［如自然杀伤细胞（natural killer cell，NK cell）］攻击癌细胞。曲妥珠单抗的适用场景广泛。在早期HER2阳性乳腺癌中，常与化疗联合用于辅助治疗（术后使用，共1年），能将复发风险降低30%～50%；在HER2阳性局部晚期乳腺癌中，可与化疗联合用于新辅助治疗（术前使用），缩小肿瘤体积，提高手术切除率；在HER2阳性晚期乳腺癌中，可单药或联合化疗使用，控制病情进展，延长生存期。

（2）帕妥珠单抗：与曲妥珠单抗作用于HER2蛋白的不同位点（曲妥珠单抗结合HER2的胞外结构域Ⅳ，帕妥珠单抗结合胞外结构域Ⅱ），二者联合能更彻底地阻断HER2的信号通路，同时还能阻止HER2与其他表皮生长因子受体，如EGFR、HER3，形成异源二聚体，进一步抑制癌细胞生长。在早期HER2阳性乳腺癌的新辅助治疗中，“曲妥珠单抗+帕妥珠单抗+化疗”的方案（如TH方案：多西他赛+曲妥珠单抗+帕妥珠单抗），能将pCR率（即术后病理未发现癌细胞的概率）提高至50%以上，显著优于单一靶向药联合化疗；在晚期HER2阳性乳腺癌中，二者联合化疗也能延长患者的无进展生存期和总生存期。

（3）抗体药物偶联物（ADC药物）：这是一类创新靶向药物，由靶向抗体、细胞毒性药物和连接子三部分组成。ADC药物能像“智能导弹”一样，精准识别癌细胞表面的HER2蛋白，高效递送强效化疗药物，实现精准杀伤。

目前临床常用的ADC药物包括：

1）T-DM1（曲妥珠单抗-美坦新偶联物）：将曲妥珠单抗与强效化疗药美坦新结合，能精准将药物递送至HER2阳性癌细胞内部，在杀死癌细胞的同时减少对正常细胞的损伤。主要用于晚期HER2阳性乳腺癌，尤其适用于既往接受过曲妥珠单抗和紫杉烷类药物治疗的患者，其副作用仅为传统化疗的1/3左右。

2）DS-8201（德曲妥珠单抗）：新一代ADC药物，具有“旁观者效应”，不仅能杀死HER2高表达的癌细胞，还能杀伤周围HER2低表达的癌细胞，为HER2低表达患者提供了新的治疗选择。

（4）拉帕替尼（lapatinib）：一种口服的小分子 HER2 抑制剂，能穿透细胞膜，进入癌细胞内与 HER2 蛋白的酪氨酸激酶结构域结合，阻断其活性，从而抑制信号通路。它的优势在于能透过血脑屏障，对 HER2 阳性乳腺癌脑转移患者有一定疗效（脑转移是 HER2 阳性晚期乳腺癌的常见并发症，多数靶向药难以穿透血脑屏障）。临床中常与卡培他滨（一种口服化疗药）联合，用于曲妥珠单抗耐药后的 HER2 阳性晚期乳腺癌治疗。

2. *BRCA* 靶点　针对 *BRCA* 突变型乳腺癌。*BRCA1/2* 基因是人体重要的"抑癌基因"，正常情况下负责修复细胞内受损的 DNA，维持基因组稳定。若 *BRCA1/2* 基因发生致病性突变，细胞 DNA 修复能力会显著下降，癌细胞更容易因 DNA 损伤累积而死亡——但这一特性也为靶向治疗提供了"突破口"。PARP 是另一种参与 DNA 修复的酶，若用药物抑制 PARP 活性，再结合 *BRCA* 突变导致的 DNA 修复缺陷，会使癌细胞的 DNA 损伤无法修复，最终"合成致死"。

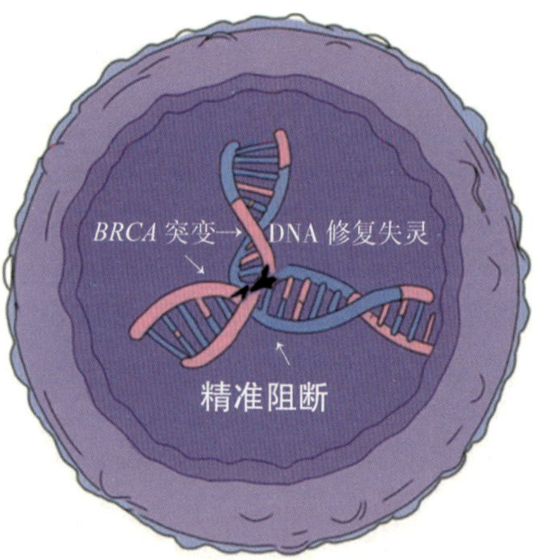

目前临床常用的PARP抑制剂有奥拉帕利和他拉唑帕利，主要用于*BRCA*突变型晚期乳腺癌（尤其是三阴性乳腺癌或激素受体阳性但内分泌治疗耐药的患者）。

（1）奥拉帕利：口服给药，每天两次，可单药用于既往接受过化疗的*BRCA*突变型晚期乳腺癌患者，能显著延长其无进展生存期；也可与内分泌治疗联合，用于激素受体阳性、*BRCA*突变的晚期乳腺癌患者，可提高治疗效果。

（2）他拉唑帕利：相较于奥拉帕利，对PARP的抑制活性更强，单药用于晚期*BRCA*突变型乳腺癌，尤其适用于既往接受过蒽环类或紫杉烷类化疗的患者，能有效控制肿瘤进展，且对部分脑转移患者也有一定疗效。

（三）治疗周期与注意事项：科学管理“作战过程”

靶向治疗虽副作用小于化疗，但仍需科学规划治疗周期，并关注潜在风险，确保治疗安全有效。

1. HER2阳性早期乳腺癌（辅助治疗）　以曲妥珠单抗为例，标准治疗周期为1年，通常与化疗同步或序贯进行（如先完成4周期AC方案化疗，再进行1年曲妥珠单抗治疗；或化疗与曲妥珠单抗联合使用，共6～8周期，后续继续用曲妥珠单抗至1年）。若联合帕妥珠单抗，辅助治疗周期通常为1年（曲妥珠单抗＋帕妥珠单抗联合使用1年），具体需根据患者的化疗方案调整。

2. HER2阳性局部晚期乳腺癌（新辅助治疗）　靶向药通常与化疗联合使用，周期为4～6个月（如每21天为一个周期，共6个周期的TH方案），治疗结束后评估肿瘤缩小情况，再决定手术时机。

3. 晚期乳腺癌（姑息治疗）　靶向治疗通常需长期进

行，直至肿瘤进展或患者出现无法耐受的副作用。以曲妥珠单抗为例，若与化疗联合，在肿瘤得到控制后，可单独使用曲妥珠单抗维持治疗；T-DM1、PARP 抑制剂等也多以“持续治疗至进展”为原则，每 2 ～ 3 个月复查一次，评估疗效。

4. 副作用管理　靶向药虽副作用较轻，但仍有特定风险需关注。

（1）曲妥珠单抗可能引起心脏毒性（如左心室射血分数下降、心力衰竭），治疗前需检查心脏功能（如心脏超声），治疗期间每 3 ～ 6 个月复查一次，若左心室射血分数下降明显，需暂停治疗并给予护心药物（如左西孟旦）。

（2）帕妥珠单抗的主要副作用为腹泻、皮疹，多数轻微，可通过口服止泻药（如蒙脱石散）、外用润肤剂等方式缓解。

（3）PARP 抑制剂可能引起贫血、恶心、疲劳，需定期监测血常规，贫血严重时需输注红细胞或使用促红细胞生成素，恶心可通过口服止吐药（如昂丹司琼）缓解。

靶向药多为处方药，需严格按照医生制定的剂量和频次服用，不可自行增减剂量或停药。例如，拉帕替尼需每天固定时间口服，若漏服一次，无需补服，按下次正常时间服药即可，避免过量导致副作用加重；治疗期间需定期进行疗效评估和安全性监测，复查项目包括肿瘤标志物［如糖类抗原 15-3（carbohydrate antigen 15-3，CA15-3）］、影像学检查（如乳腺超声、胸部 CT、腹部超声）、血常规、肝肾功能等，以便医生及时调整治疗方案。治疗期间需保持规律作息，避免过度劳累；饮食上注意补充优质蛋白（如鸡蛋、牛奶、鱼肉）和维生素，增强身体抵抗力；同时保持良好心态，避免焦虑、抑郁等负面情绪，必要时可寻求心理医生帮助。

（四）靶向治疗的意义：改变乳腺癌治疗格局

相较于传统化疗，靶向治疗的出现显著改善了特定亚型乳腺癌患者的预后：在HER2阳性乳腺癌中，随着曲妥珠单抗、帕妥珠单抗等药物的应用，早期患者的5年生存率从50%左右提升至80%以上，晚期患者的中位生存期从1年左右延长至3年以上；在*BRCA*突变型乳腺癌中，PARP抑制剂的应用也为晚期患者提供了新的治疗选择，尤其对三阴性乳腺癌患者（既往治疗手段有限），显著延长了无进展生存期。

但需注意，靶向治疗并非“万能药”，它仅适用于存在特定靶点的患者，且可能出现耐药（如长期使用曲妥珠单抗后，癌细胞会通过基因突变等方式逃避药物作用）。因此，未来还需通过更多研究，发现新的靶点、研发新的药物，进一步提高靶向治疗的疗效，为更多乳腺癌患者带来希望。

四、内分泌治疗：激素调节师

在乳腺癌治疗中，内分泌治疗是针对激素受体阳性（ER阳性/PR阳性，约占70%）患者的核心手段，像“激素调节师”般通过调控体内激素环境，切断癌细胞“营养供给”，抑制其增殖，贯穿早、晚期治疗全程。

（一）“调节师”的核心武器：四类调控工具

1. 选择性雌激素受体调节剂　以他莫昔芬为代表，像“激素伪装者”结合乳腺受体，阻止雌激素激活癌细胞。适用于所有ER阳性/PR阳性患者，尤其是绝经前人群。早期辅助治疗疗程5～10年，可降低复发风险30%以上；晚期可单药或联合用药。副作用为潮热、子宫内膜增厚（需定期妇科超声检测)、血栓风险(应避免与抗凝药同用)。

2. 芳香化酶抑制剂(aromatase inhibitor, AI) 针对绝经后患者,通过抑制芳香化酶减少雌激素合成。常用阿那曲唑(每天1次)、来曲唑(骨转移患者耐受好)、依西美坦(耐药后用)。早期疗程5年,高风险者延至10年。副作用为骨密度降低(需补钙、维生素D,定期检测)、关节疼痛(热敷或抗炎药可缓解),血栓风险低于他莫昔芬。

3. 卵巢功能抑制剂(ovarian function suppression, OFS) 绝经前中高危患者适用,戈舍瑞林(28天1针)、亮丙瑞林(1个月/3个月剂型)可抑制卵巢激素分泌,常联合他莫昔芬或AI,疗程2～5年。副作用为停经、潮热,停药后卵巢功能可恢复,年轻患者需提前沟通生育需求。

4. 周期蛋白依赖性激酶(cyclin-dependent kinase, CDK)4/6抑制剂 晚期ER阳性/HER2阴性患者的重要突破,哌柏西利、瑞博西利、阿贝西利可阻断癌细胞周期,常联合AI或氟维司群。21天1周期(部分停药7天),可延长无进展生存期至20个月以上。副作用为中性粒细胞减少(每2周查血常规,低则停药)、疲劳、腹泻。

(二)治疗周期:依分期精准制定

1. 早期辅助治疗

(1)绝经前:低危(肿瘤≤2厘米、无淋巴结转移)用他莫昔芬5年;中高危(如淋巴结转移≥1个)用OFS+他莫昔芬/AI 5年,高风险延至10年。

(2)绝经后:低危用AI 5年;中高危用AI 5年,或他莫昔芬2～3年换AI至5年,高风险延至10年。

2. 晚期姑息治疗 以控病情、延生存期为目标,持续治疗至进展或不耐受。

（1）初始：绝经前用 OFS+AI+CDK4/6 抑制剂；绝经后用 AI+CDK4/6 抑制剂。

（2）耐药后：换氟维司群 +CDK4/6 抑制剂，或依维莫司 + AI。

（三）关键注意事项

1. 副作用管理　①骨质疏松：AI/OFS 使用者补钙（1 000 毫克 / 天）+ 维生素 D（800 单位 / 天），T 值 < −2.5 用双膦酸盐 / 地舒单抗，防跌倒。②更年期症状：潮热用透气衣物、控室温，严重时用黑升麻提取物；失眠用褪黑素。③血栓：他莫昔芬使用者定期检查凝血功能，避免久坐，适当运动。④骨髓抑制：CDK4/6 抑制剂使用者定期查血常规，中性粒细胞低则停药。

2. 用药与复查　严格按剂量服药，漏服不补服；早期每 6 个月复查乳腺超声、肿瘤标志物等，5 年后每年 1 次；晚期每 2 ～ 3 个月复查 CT、超声等，评估进展。

3. 生活配合　避免吃含雌激素的食物（蜂王浆、雪蛤），多吃豆制品、绿叶菜；每周 150 分钟中等运动（快走、游泳）；焦虑时找家人或心理医生沟通。

五、放射治疗：隐形狙击手

在乳腺癌综合治疗中，放射治疗扮演着“隐形狙击手”的关键角色。这种治疗方法利用高能电离辐射（如 6 ～ 10 兆伏的 X 线）作为“无形子弹”，通过精确的剂量分布和靶区定位，实现对癌细胞的精准杀伤。现代放射治疗学已经发展出多种先进技术，包括三维适形放射治疗、调强放射治疗和容积弧形调强放射治疗，这些技术就像配备了智能瞄准系统的狙击步枪，能够根据肿瘤的具体形状和位置自动调节辐射剂量和角度（图 1-3-3）。

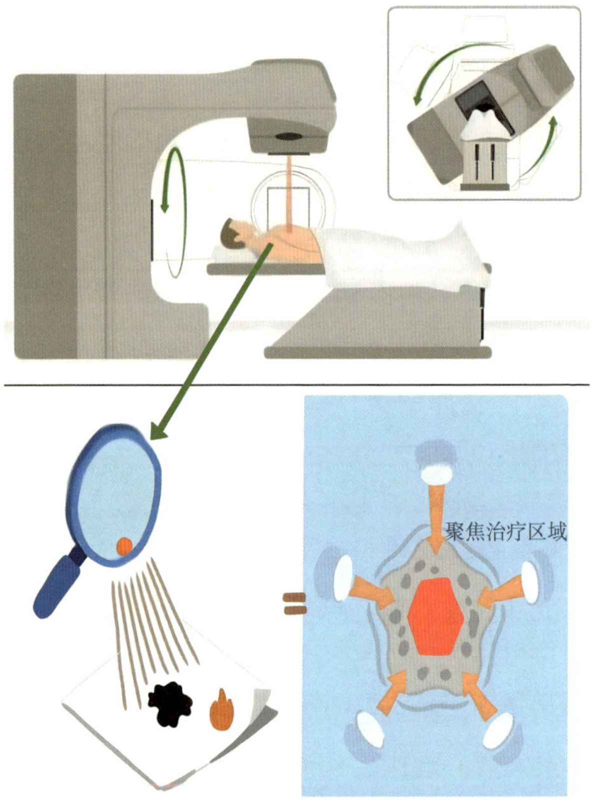

图 1-3-3　放射治疗示意图

治疗过程严格遵循 4 个关键步骤：首先是体位固定和 CT 模拟定位，使用专用乳腺托架确保治疗重复性；其次是靶区勾画，由放射肿瘤学家在 CT 图像上精确标记临床靶区和计划靶区；再次是治疗计划设计，医学物理师会运用放疗计划系统进行剂量计算和优化；最后才是直线加速器实施治疗，整个过程约需 15 ～ 20 分钟。这种精确治疗可使肿瘤区域受到致死剂量放射线（通常 50 ～ 60 戈瑞）的同时，周围正常组织（如肺、心脏）的受量控制在安全范围内。

放射治疗的“狙击”效果主要体现在 3 个方面：首先是直接破坏癌细胞的 DNA 双链，阻碍其正常复制与有丝分裂，导致细胞凋亡；其次是损伤肿瘤血管内皮细胞，间接抑制肿瘤生长；最后还能激活抗肿瘤免疫反应。术后辅助放疗可降低局部复发率 40% ～ 60%，是保乳手术后不可或缺的治疗环节。虽然可能出现副作用如皮肤反应，但现代技术已大大提高了治疗的安全性和精确度。

六、免疫治疗：唤醒体内的“卫戍部队”

在乳腺癌的武器库中，如果说放射治疗是精准狙击的“隐形狙击手”，那么免疫治疗则是一位策略高超的“战场指挥官”。它的核心战术并非直接杀伤，而是解除肿瘤对免疫系统的蒙蔽，重新唤醒我们体内固有的“卫戍部队”——T 淋巴细胞（T 细胞），让它们能够重新识别并自主地清除乳腺癌细胞。

这种疗法在乳腺癌领域的应用，目前主要依赖于“免疫检查点抑制剂”。某些类型的乳腺癌细胞（尤其是三阴性乳腺癌）表面会大量表达程序性死亡受体配体 1（programmed death-ligand 1，PD-L1）蛋白，我们可以将其理解为癌细胞用以“欺骗”免疫系统的假护照。当它与 T 细胞表面的程序性死亡受体 1（programmed death-1，PD-1）“哨卡”结合时，会传递“自己是良民”的假信号。而 PD-1/PD-L1 抑制剂（如帕博利珠单抗，即“K 药”）正是通过没收这张“假护照”，揭穿癌细胞的伪装，使T细胞重获战力，发起攻击。

在乳腺癌治疗中，这套“唤醒战术”有其特定的应用场景和严格的流程。①精准筛选：并非所有乳腺癌患者都适用。目前，它主要是筛查三阴性乳腺癌这一棘手类型的重要武器。治疗前，需要通过免疫组化检测肿瘤的PD-L1表达水平，如综合阳性评分，来预测“唤醒战术”的成功率。②联合作战：免疫治疗在乳腺癌治疗中极少单打独斗。它通常与化疗联手，在术前新辅助治疗或晚期一线治疗中协同作战。化疗负责大量杀伤癌细胞，破坏肿瘤组织，从而暴露出更多的肿瘤抗原；而免疫药物则借此机会，解除免疫抑制，让T细胞能更有效地清除残敌。③发挥疗效：这种“化疗+免疫”的联合方案能为符合条件的晚期三阴性乳腺癌患者显著延长生存期。在早期三阴性乳腺癌的术前新辅助治疗中，加入免疫治疗更是能大幅提高pCR率，这为患者带来了希望。

当然，被“唤醒”的免疫系统也可能反应过度，误伤正常组织，引发肺炎、结肠炎、肝炎等“友军误伤”事件。但这支“卫戍部队”的失控风险在乳腺癌治疗中总体可控，医生拥有成熟的经验和方案来管理这些副作用，确保治疗受益最大化。

七、综合治疗：多管齐下的策略

乳腺癌的现代治疗，靠的是多学科协作的综合策略，就像一支配合默契的特种部队，有外科、肿瘤内科、放射科、病理科等不同专业医生，为患者定制个性化方案。

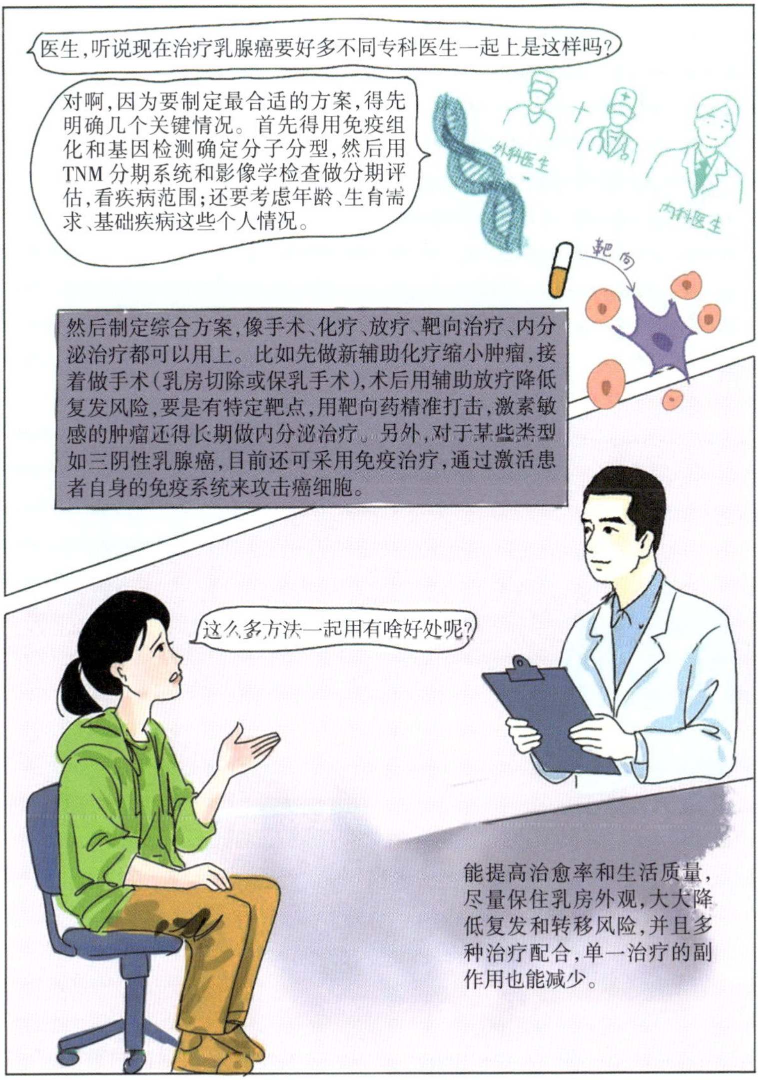
医生,听说现在治疗乳腺癌要好多不同专科医生一起上是这样吗?
对啊,因为要制定最合适的方案,得先明确几个关键情况。首先得用免疫组化和基因检测确定分子分型,然后用TNM分期系统和影像学检查做分期评估,看疾病范围;还要考虑年龄、生育需求、基础疾病这些个人情况。
外科医生
内科医生
靶向
然后制定综合方案,像手术、化疗、放疗、靶向治疗、内分泌治疗都可以用上。比如先做新辅助化疗缩小肿瘤,接着做手术(乳房切除或保乳手术),术后用辅助放疗降低复发风险,要是有特定靶点,用靶向药精准打击,激素敏感的肿瘤还得长期做内分泌治疗。另外,对于某些类型如三阴性乳腺癌,目前还可采用免疫治疗,通过激活患者自身的免疫系统来攻击癌细胞。
这么多方法一起用有啥好处呢?
能提高治愈率和生活质量,尽量保住乳房外观,大大降低复发和转移风险,并且多种治疗配合,单一治疗的副作用也能减少。

（杨丽嫦　李　雯）

— 重建篇 —

重塑美丽人生

第二章　乳房重建：从缺憾到新生

第一节　重建魔法揭秘

一、乳房重建是什么

简单来说，乳房重建就是在乳房切除或者天生缺失的情况下，医生们利用自身组织也就是你身上一小块带皮的肉（医学上称为“皮瓣”）或者假体（如硅胶），帮你重新塑造出一个新的乳房。这不仅仅单纯为了外表好看，更是为了重建你的身体完整性，抚平乳腺癌带来的心理伤痕，助你重新找回自信和美丽！这是一场真正的生命堡垒重塑工程！

（一）乳房重建的定义与起源

乳房重建是以重新造出乳房为目标，手术以对侧健康乳房为参照，在把患侧乳房全切之后进行乳房重建，最终是要做出和对侧健康乳房大小相当、位置对称的新乳房，以实

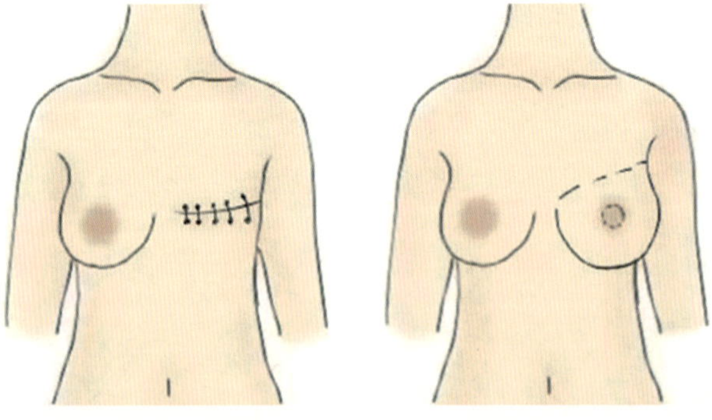

现对称和美观的目标。而乳房重建技术的发展就像一棵树，经历了从萌芽、成长到枝繁叶茂的过程。让我们一起了解它的发展历史，看看它是如何一步步变得更自然、更安全、更贴心的。

1. 最初的探索：19 世纪末的勇敢尝试　乳房重建技术的起源要从 100 多年前说起。1895 年，一位名叫文森茨·切尔尼的德国医生，做了一个非常大胆的尝试：他从一位患者背部取下一块皮肤组织，像“补丁”一样移植到切除乳房的位置，试图重建乳房形状。这被认为是世界上第一例乳房重建手术。虽然以现在的标准看，效果可能不太理想，技术也很有限，但切尔尼医生的勇气和开创精神非常了不起，他播下了希望的种子。

不过在那之后很长一段时间，重建技术进展缓慢。面对乳房的缺失，患者主要依靠一些临时方案，比如用棉花、橡胶做的假体或者义乳塞在衣服里，让外表看起来更完整一些。虽然这些方法简单，但大家内心对真正重建的渴望从未停止——这不仅是身体的修复，更是心灵的需要，渴望找回完整的自己。

2. 假体的黄金时代：20 世纪 60 年代的革新　20 世纪 60 年代，科技发展给乳房重建技术带来了重大突破。硅胶假体闪亮登场，这种材料手感柔软、形状可塑，能做出更自然、更持久的乳房形态。1963 年，美国的克罗宁和格罗两位医生成功将第一代硅胶假体用于乳房重建，这一突破是乳房重建技术发展史上重要的里程碑。同期，另一位医生琼斯和他的团队报告了使用“肚子上的肉肉”，专业名称为下腹横行腹直肌肌皮瓣（transverse rectus abdominis myocutaneous flap, TRAM）来重建乳房，这为后来的自体组织重建埋下了伏笔。

然而，新技术的发展总有挑战。早期使用假体后，有时会出现假体变硬（包膜挛缩）的问题，让人头疼。在医学家们不断钻研下，这一问题有了进展。20 世纪 70 年代，马特斯和纳海医生仔细研究了皮肤组织的生命线（血供），让皮瓣移植变得更安全可靠。1979 年，拉多万医生带来了组织扩张器这个秘密武器。它就像一个可以慢慢吹气球的小袋子，先放在切除乳房的皮肤下，定期注入生理盐水，把皮肤和下面的空间慢慢撑大，为后面放入永久假体准备好舒适的“家”。这大大减少了假体变硬的风险。

这个时期，医生们就像精雕细琢的艺术家，需要非常仔细地选择假体的大小、形状和位置，让两边乳房尽可能对称、好看。虽然早期有波折，但假体重建技术为后来的发展打下了坚实基础。随着重建材料越来越好，技术越来越精，乳房重建从一种探索性的尝试，逐渐变成了一种安全、有效的常规选择，给无数女性带来了身体复原的希望和拥抱生活的信心。

3. 自体组织的华丽登场：20 世纪 80 年代的蜕变 在假体重建技术发展的同时，自体组织移植技术也迎来了华丽登场。假体重建虽技术成熟，但患者仍需面对植入物带来的长期挑战：除了众所周知的包膜挛缩（导致乳房变硬、变形）风险外，假体还存在破裂、渗漏的可能，尤其十年以上使用期的假体风险显著增加；部分患者可能出现对假体材料的慢性炎症反应或免疫应答，导致持续不适。相比之下，自体组织重建利用腹部或后背的脂肪与皮肤来重塑乳房，不仅规避了假体相关风险，其手感也更接近自然组织。20 世纪 80 年代成熟的 TRAM 技术就是这一领域的先驱，但因其“拆东墙补西墙”的方式——在取用腹部组织时牺牲了腹直肌，导致患者术后出现腹壁薄弱或腹壁疝等并发症。为了攻克这一难题，腹壁下动脉穿支皮瓣（deep inferior epigastric artery perforator flap，DIEP）技术应运而生：它同样用自体组织，但最大优点是保护了腹部的肌肉，减少了取瓣部位的并发症，恢复更好，因此逐渐成为自体重建的明星选手。同时，X 线、CT、MRI 这些影像技术的进步，让医生在手术前就能更精准地看清缺损情况；微创的内镜技术也加入进来，让手术创伤更小，恢复更快。可以说，乳房重建的进步，是整棵医学科技树开枝散叶的结果。

4. 现代重建的精彩纷呈：21 世纪的新技术　进入 21 世纪，乳房重建技术玩起了组合技术和高科技。医生们发现，有时单靠假体或者单靠自体组织还不够完美。于是，他们开始巧妙地把两者结合起来，如后背皮瓣 + 假体，或者 DIEP+ 假体。这种强强联合特别适合切除范围大、组织缺损多的姐妹，能造出更丰满、更自然的乳房，同时也减少了假体的用量和风险。而 3D 打印、计算机辅助设计与制造等技术也真的走进了手术室。医生可以在电脑上为患者的乳房做虚拟重建，设计出最适合的方案。3D 打印还能做出个性化的手术导板，帮助医生在取皮瓣和塑形时像拿着精准的模具一样，大大提高了手术的精确度和安全性，目标就是为患者量身打造一个最自然、最美的乳房。

随着人们对美的需求越来越高，大家越来越关注重建后的美观效果。乳房形状好不好看？两边对称吗？摸起来自然吗？乳头、乳晕是不是自然？评估方法更细致，技术也更丰富了，比如用自身脂肪进行精细的填充微调（脂肪移植），或者用纹身技术模拟出逼真的乳晕颜色，让患者在镜子里看到自己时，能露出满意的笑容。

从一百多年前的一块背部“补丁”，到今天融合了高科技的私人订制和强强联合，乳房重建走过了漫长而精彩的旅程。每一步前进，都凝聚着医学家的智慧、科技的力量，以及对女性身心完整和美丽追求的不懈努力。正是经历了这样的发展，现在的患者才拥有了比以往任何时候都更多、更好的选择。

（二）乳房重建魔法分类

医生施展魔法（手术）时，可不是空手变戏法！他们拥有一个神奇的“材料库”，主要分三大类，各有绝招。

1. 自体组织魔法

（1）组织来源：医生就像巧手的建造师，会从患者身体资源丰富的区域（比如腹部、后背、大腿内侧等）取一些皮瓣，然后精雕细琢，打造一个全新的、专属乳房。

（2）特点：①新乳房形状自然、摸起来柔软；②相对人工假体，做放疗更耐用；③不会延迟辅助治疗（如放、化疗）时间而影响治疗效果；④对于既往接受过放疗、胸口皮肤比较薄或不是切完乳房马上就重建的患者，自体组织尤为适合；⑤但是手术创伤稍大，手术难度更高，要求术者有娴熟的显微外科技术。

2. 高科技魔法（人工假体）

（1）组织来源：运用现代科技的结晶——安全、柔软、富有弹性的硅胶假体可以预先塑造成漂亮的乳房形状，如水滴形（更接近自然下垂形态）、圆盘形等。

（2）特点：①手术创伤小、术后恢复快；②无其他皮肤组织损伤；③可达到高度仿真的效果；④适用人群相对较窄；⑤硅胶作为异物，术后存在硅胶过敏、感染和包膜挛缩的风险；⑥此外，对于单侧硅胶乳房重建的患者而言，远期美容效果不如自体组织。

3. 混合双打魔法（强强联合）

（1）组织来源：在有些特殊情况下，比如自身用来重建的组织不够多、胸部皮肤接受过放疗比较脆弱或特别追求极致自然形态等，医生们会把自体魔法和高科技魔法组合起来用。通常，医生会先巧妙利用患者自身的脂肪或皮瓣（常来自背部或腹部）作为乳房天然基底，负责塑造柔和的轮廓和真实的手感；然后在这基础上植入大小合适的假体，帮着撑起足够的体积，提升饱满度，实现单靠一种材料难以达到的对称与美观。

（2）特点：既能利用自体组织的自然感和对放疗的适应性，又能借助假体达到理想的大小和饱满度。尤其适合那些自体组织不太多，但又希望效果更自然、更持久的患者。

（三）谁可以接受重建

重建魔法虽然神奇，但也不是所有人都能立刻施展。医生会根据每位患者的具体情况，决定是否现在就递上重建的邀请函，还是需要先按下暂停键。

1. 乳房重建的目标对象

（1）全乳切除的患者：因为乳腺癌治疗需要，整个乳房被切除了，患者想要找回失去的乳房轮廓和自信。

（2）保乳术后的患者：虽然保留了乳房，但手术或放疗后，乳房形状发生了比较明显的改变，让患者感到困扰，希望重塑曲线。

（3）先天性乳房发育不良或缺如的患者。

（4）因创伤导致乳房缺失的患者。

2. 需要暂缓重建的情况

（1）癌细胞扩散或转移：如果检查发现癌细胞已经扩散到身体其他重要器官，这时对抗癌症本身是首要任务，重建需要暂时搁置。医生的首要任务是保障患者的全面健康。

（2）严重基础疾病：如果患者的心、肺、肾等重要器官出现非常严重、难以控制的疾病（比如严重的心力衰竭、呼吸衰竭、肾功能衰竭等），身体可能承受不住手术的考验。安全第一，医生需要先确保患者的生命堡垒足够坚固。

（3）活动性感染、皮瓣供区问题：如果手术区域的皮肤伤口还没长好，或者身体其他地方有严重的感染，又或者计划取皮瓣的部位条件不佳（比如供区的血管有问题、严重的瘢痕），医生也会建议先把这些问题解决好，等条件成熟了再进行重建。

（4）局部复发风险极高：医生一般会建议密切观察一段时间再考虑重建。

（5）营养状况极差：需要先改善营养状况，加强促进伤口愈合能力。

（6）心理准备不完全：应强调心理评估和支持的重要性。重建不仅是身体手术，更是心理历程。

（7）对重建效果有不切实际期望：需要充分沟通，设定合理预期。

3. 相对禁忌的情况　轻度肥胖、控制良好的慢性病和轻度吸烟史等并非绝对禁忌，但会增加手术风险，建议与医生充分沟通利弊后共同商量决策。

二、身心双赢的好处

进行乳房重建术，绝不仅仅是“装回”一个乳房那么简单。它更像一个精心准备的治愈礼盒，打开后，你会发现它对身体和心灵都有着神奇的滋养作用，带来真正的双赢。

（一）身体礼包

1. 卸下沉重：告别外部义乳　使用外部义乳（假乳房）虽然能改善外观，但长期佩戴可能带来闷热、不适、摩擦，甚至肩颈酸痛（尤其是较重的义乳）等不好的体验。重建的乳房是身体的一部分，能够让患者摆脱这些不便和负担，感觉更自然、更自在。

2. 回归平衡：矫正身体姿态　单侧乳房缺失可能导致身体为了保持平衡而不自觉地含胸、耸肩，长此以往可能引起脊柱侧弯、肩部倾斜、颈背部疼痛等问题。重建的乳房恢复了双侧的对称和重量平衡，有助于矫正不良姿势，减轻肌肉、骨骼的额外负担。

3. 天然手感：感受自己的温度　自体组织重建的新乳房拥有接近天然的柔软度和温度，手感更为真实。即使是假体，现代材料的进步也使得手感越来越自然。

4. 自信穿搭：重获内衣自由　重建后，普通的内衣就能很好地支撑和塑形，无需再依赖特制的、带有义乳袋的内衣，选择更多样，生活更便捷。

（二）心灵礼包

1. 镜中魔法生效：重拾身体认同感　失去乳房，常常伴随着对自我形象的复杂感受。对部分患者来说,重建魔法帮他们找回身体失去的那部分轮廓,让他们再次在镜中看到一个完整的、比例协调的自己。这大大减轻了因身体改变带来的焦虑、羞耻感和失落感,重建自信的基石。

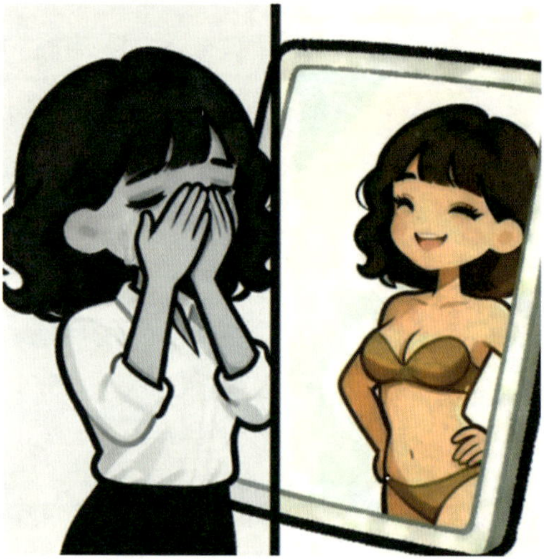

2. 社交勇气回归:自由拥抱生活　不再为挑选合适的衣服绞尽脑汁,不再担心泳池、温泉或更衣室的尴尬情形。重建后的乳房让患者能更坦然、自信地参与各种社交活动,穿上心仪的衣服,享受运动的乐趣,生活自由度大大提升。

3. 抗癌战士的勋章:宣告胜利与新生　对许多乳腺癌康复者来说,乳房重建是治疗旅程圆满结束的重要一步。它不仅是身体的修复,更是一种心理上的宣告:“我战胜了疾病,我正在积极拥抱康复后的新生活,我值得拥有这份完整与美好。”乳房重建能显著提升生活质量满意度,帮助患者走出疾病的阴影。

4. 亲密纽带修复剂:减轻关系压力　身体的改变有时

会影响伴侣间的亲密感。重建手术可以帮助恢复身体的自然形态，减轻患者和伴侣在亲密关系中的心理负担，促进关系的和谐。

乳房重建就像一场温暖的春雨，同时滋润着内心的花园和外在的田野。它帮助患者从内而外地走出阴霾，不仅恢复患者身体的完整性与舒适感，更让患者重拾生活的自信与光彩。选择重建，是送给自己的一份珍贵的治愈礼物，是对未来美好生活的勇敢投资。

三、真假难辨的美学

重建魔法施展完毕，医生们会像魔法鉴赏师一样，和患者一起，从几个关键角度来验收重建的最终效果。

乳房重建效果的评估

1. 对称性魔法

（1）重建目标：让新乳房和“好姐妹”（对侧健康乳房）像镜子里的双胞胎一样和谐，追求动态中的平衡美。

（2）评估方法

1）站坐躺三连拍：医生会让患者在不同姿势下（站着、坐着、躺着）观察新乳房是否能自然地跟随身体移动，与对侧健康乳房保持协调。患者可以想象自己在不同生活场景下的形象，对比双侧乳房是否对称、协调。

2）高低胖瘦对对碰：观察双侧乳房位置高低是否一致，大小和丰满度是否匹配，形状（圆润、水滴形）是否和谐。乳房重建不是追求完全克隆，而是追求视觉上的整体和谐与平衡，因为天然乳房本身也有差异。

魔法小贴士

术后初期可能有轻微不对称、肿胀等症状。别急！最终效果需要时间沉淀，通常 6 ～ 12 个月稳定。多角度照镜子，关注整体感觉而非毫米级差异。

2. 手感魔法

（1）重建目标：新乳房摸起来要尽可能接近健康乳房的柔软度、弹性和温度。

（2）评估方法

1）“棉花”挑战：轻轻按压，好的新乳房手感是温暖、有弹性、像棉花般柔软的，而不是冷冰冰、硬邦邦或有异物感的。

2）稳定性检测：明确活动身体时，新乳房内部是否会有奇怪的“嘎吱声”或者假体在里面滑动移位的感觉。好的新乳房应该没有异常声音且稳定地成为患者身体的一部分。

3）温度感应：自体组织重建的乳房，温度通常和身体其他部位一致，非常自然。假体可能初期微凉，但会逐渐接近体温。

魔法小贴士

大胆地、轻柔地触摸它！这是你的身体。感受它的质地和温度变化。和健侧对比手感，把真实的感受告诉你的医生。

3. 隐形魔法

（1）重建目标：施展精妙的“障眼法”，让手术痕迹尽可能消失不见或巧妙地融入背景。

（2）评估方法

1）切口选择技巧：切口藏在哪最巧妙？医生会优先选择天然的褶皱或隐蔽处——乳房下面的自然皱褶（医学上称为“下皱襞”）、乳晕边缘（颜色过渡能掩盖）、腋窝。自体组织供区切口也会尽量设计在能被内衣或泳衣遮住的位置。

2）瘢痕修复情况：瘢痕恢复是个过程，修复目标是瘢痕变得细、平，瘢痕颜色接近周围皮肤，呈淡粉色或白色。这需要医生精细缝合技术及患者术后精心护理（合理使用防晒、祛疤产品等）。

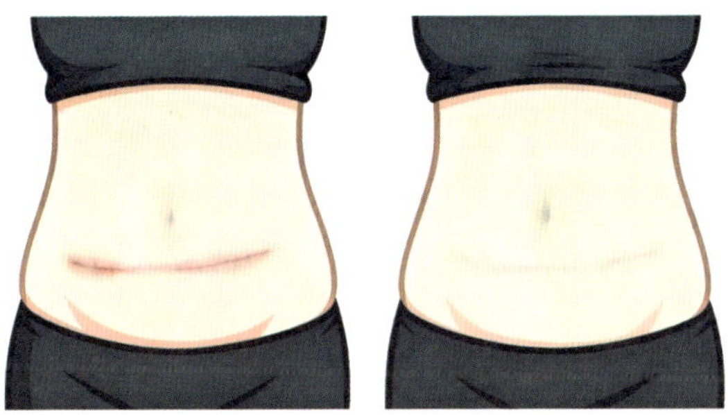

时间 + 护理 = 神奇的淡化魔法

魔法小贴士

瘢痕是勇敢者的勋章！关注它随着时间的变化，做好护理，大部分瘢痕会慢慢变得不起眼。

在追求美丽的道路上，“复制”有时不如“定制”更合适自己。医生会兼顾对称、手感、隐形等要求为你制定最佳的重建方案。

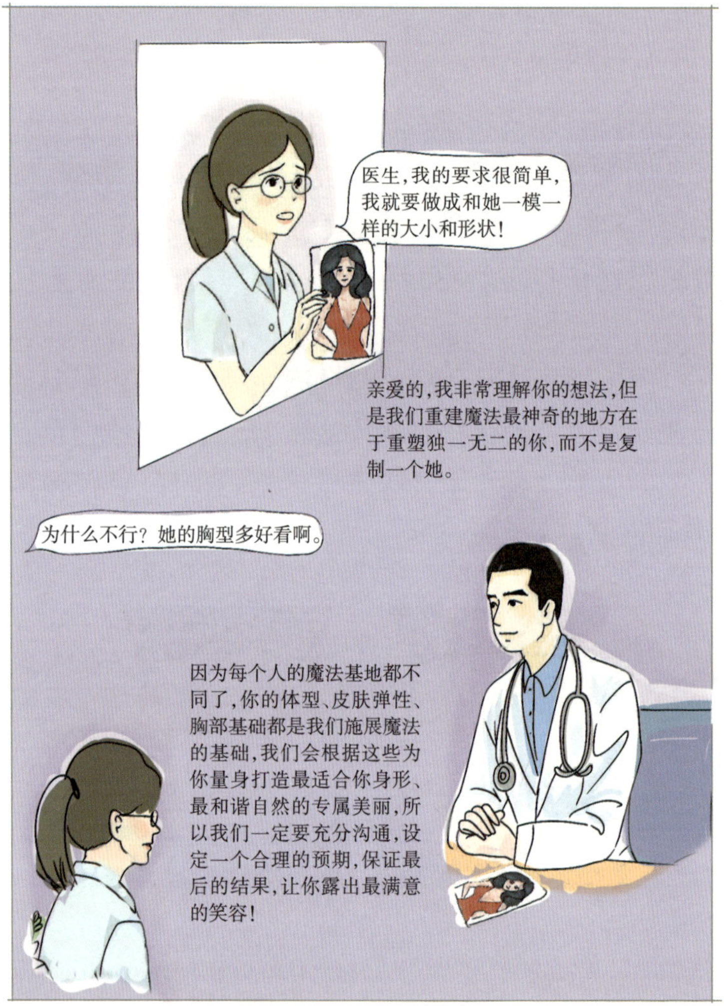

四、安全系数大公开

现在医学研究已明确，在进行乳腺癌根治手术的同时进行乳房重建是安全可行的。用自己的身体组织重建乳房，不会影响抗癌的安全性和生存机会。乳房重建术在可能的并发症、癌症复发风险，甚至长期生存率上，和只做切除手术没有差别，特别是对于早期（Ⅰ、Ⅱ期）患者，手术部位复发概率非常低（低于5%）。在欧美国家，约60%的患者会选择同时重建，我国同时进行重建手术的患者也逐渐增加。

但和所有手术一样，患者可能会在围手术期遇到一些小波折，比如伤口出血、积液、感染或者移植的组织恢复不太好（部分或全部坏死、脂肪吸收问题、皮肤表面恢复不好）等问题。这些情况受很多因素影响，比如重建方式、自身健康状况、生活习惯（尤其是吸烟会增加风险，因此戒烟十分重要）、医生团队的经验技术，以及自身年龄、体重、是否做过化疗和放疗等。

为了最大程度保证恢复顺利，医生团队会在手术前仔细评估、选择最适合的方式，手术中依靠丰富经验和娴熟的技术完成手术，手术后加强监护和精心护理。随着乳腺癌治疗和重建技术越来越成熟，自体组织重建术后出现问题的概率正在逐步降低。

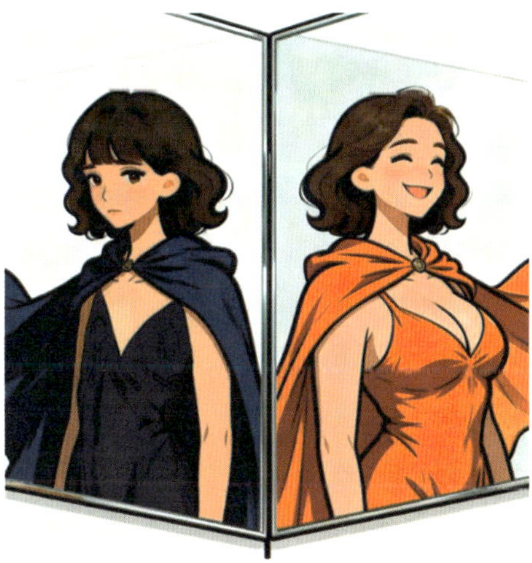

（李　力　肖珊珊）

第二节　美丽重启计划

一、重建的最佳时机

乳房重建就像给房子装修，选对时机才能既省力又出效果。医生们常说的“重建黄金期”需根据患者的身体状况和治疗节奏来安排。目前临床主要有 3 种“装修方案”，其核心是在保障肿瘤治疗安全的前提下，实现外形与功能的最优修复。

1. 即刻重建：趁热打铁型　即刻重建是指在医生切除乳腺癌病灶的同时，在同一台手术、同一次麻醉中接续“补”上一个新乳房，从而完成肿瘤控制与胸壁形态修复的方式。

（1）优势：在肿瘤切除的同时启动重建，一次麻醉完成肿瘤切除与重建两项工程，减少麻醉次数和痛苦；对符合乳头、乳晕保留条件的患者，留存的皮肤、乳头、乳晕可为新乳房提供“天然模具”，外形更贴近原生形态；术后即刻拥有乳房轮廓，显著减轻乳房缺失带来的心理创伤；减少住院次数及总体治疗费用，性价比更高。

（2）适配人群

1）预防性乳房切除术患者（如 *BRCA1/2* 基因突变携带者等高危人群）。

2）乳房较小且无明显下垂者。

3）预计化疗延迟＜ 61 天者。

4）0 ～ II_A 期浸润癌或导管原位癌，肿瘤≤3 厘米且距乳头≥2 厘米者。

5）无术前放疗计划（或可在重建后 6 个月内完成放疗）者。

6）心理接受度高，重建意愿强烈的患者。

2. 延期重建：养精蓄锐型　延期重建是指在完成乳房切除手术后，先进行放疗、化疗等抗癌治疗，待身体充分恢复、肿瘤复发风险降低后，再启动乳房重建的方式。

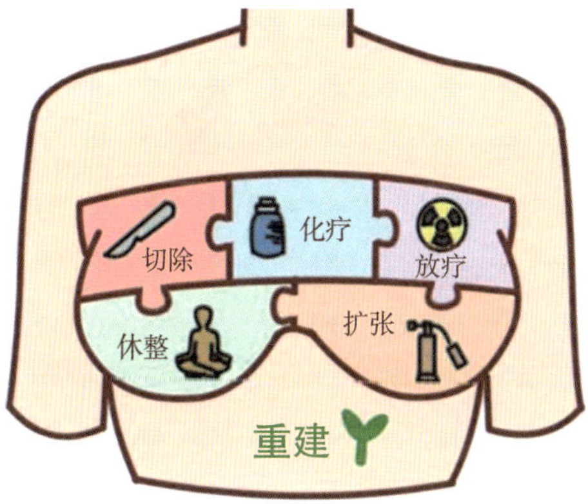

（1）优势：身体经抗癌治疗后充分恢复，手术耐受性提升；患者有充足时间了解重建方案、调整心态，决策更从容；避免抗癌治疗对重建组织的干扰，降低并发症风险。

（2）适配人群

1）晚期肿瘤患者（T_4、N_2 或 N_3 期）。

2）需长期戒烟、减重以改善身体条件者。

3）肿瘤负荷较大或全身情况较差的患者。

4）各种原因导致的乳房缺损者。

3. 延期 - 即刻重建：折中智慧型　延期 - 即刻重建是一种折中方案，即在乳房切除时先植入组织扩张器来“占个位置”，维持乳房皮肤的弹性与容量；若无需放疗，化疗后更换为假体或自体组织；若需放疗，则在放疗结束后再完成最终重建（图 2-2-1）。

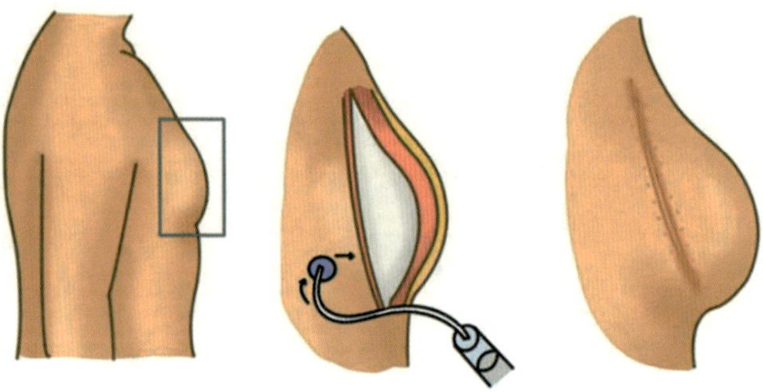

图 2-2-1　延期 - 即刻乳房重建

（1）优势：借助扩张器保留放疗前的皮肤弹性与容量，规避放疗对重建组织的损伤（如皮瓣坏死、假体挛缩）；灵活应对术后放疗的不确定性，为后续修复留存优质皮肤“材料”；减少因皮肤条件差导致的重建困难。

（2）适配人群

1）无法判断淋巴结转移情况，可能需要术后放疗者。

2）肿瘤切缘或分期尚不能明确者。

3）乳房皮肤张力高或自体脂肪储备不足，直接重建难度较大者。

二、自我评估：准备迎接新生活了吗

在乳房重建这场精心筹备的生命重塑之旅中，术前对身体条件、心理状态、生活规划进行全面“质检”是确保旅途顺利的关键。这不仅关系到手术的成败,更影响着术后生活质量的高低,唯有做好充分准备,才能让生命花园以最美的姿态重焕生机。

1. 身体条件“硬件检修”

(1)基础健康“稳不稳”:血糖控制不佳会影响伤口愈合,就像泥泞的土地不利于植物生长,术前建议糖化血红蛋白尽量控制在8%以内;3级高血压[收缩压(高压)≥180mmHg和/或舒张压(低压)≥110mmHg]患者需将血压稳定在140/90mmHg以下,避免手术过程中因血压波动引发心脑血管意外。高压状态下的血管如同过度充气的轮胎,任何微小刺激都可能导致“爆胎”。因个体差异,具体血压控制目标需与医生沟通,以其建议的安全范围为准。

(2)烟酒“戒断令”:吸烟者的血管如同被堵塞的水管,尼古丁会导致血管持续收缩,减少重建组织的血液供应,增加皮瓣缺血坏死等不良后果的风险;酒精则像扰乱代谢工厂的“捣蛋鬼”,会降低肝脏对凝血因子的合成能力,使手术出血风险升高。因此,术前应至少戒烟、戒酒1个月,为手术创造良好的身体条件,这就像给即将启动的机器做全面的油路清洁。

(3)体重“合不合标”:体重异常(过高或过低)会通过不同机制影响乳房重建的美学效果与围手术期安全。肥胖[体重指数(body mass index,BMI)>30kg/m²]会使皮下脂肪层增厚,手术切口被迫延长,皮瓣如同被厚被包裹,血供受阻,增加皮瓣坏死、切口裂开、供区血清肿及感染等并发症发生率;体重过低(BMI<18kg/m²)则可能因自体组织量不足,让医生陷入“巧妇难为无米之炊”的困境,限制手术

方式选择。建议患者术前与多学科团队充分沟通，由专业医师依据基线 BMI、脂肪分布及合并症制定个体化体重目标，并在营养师与运动康复师协同指导下，通过结构化饮食及渐进式训练，把体重调到适合手术的“安全区间”，这就像给房子找到稳固的“承重范围”，既能减少手术前后的风险，又能让乳房重建的效果更理想，让每一步治疗都走得更稳。

（4）“旧伤疤”的影响：如果腹部做过手术（如剖腹产、阑尾炎手术），或有胸部放疗史，可能会影响皮瓣供血或假体放置，就像“旧建筑改造”需要考虑原有结构的限制。以纵行剖腹产瘢痕为例，其可能切断腹直肌穿支血管，限制腹部皮瓣（TRAM/DIEP）的使用；胸部放疗后的皮肤纤维化则类似失去弹性的橡皮筋，难以承受假体张力，增加包膜挛缩、外露风险。因此，术前应主动详述手术史，以便制定个

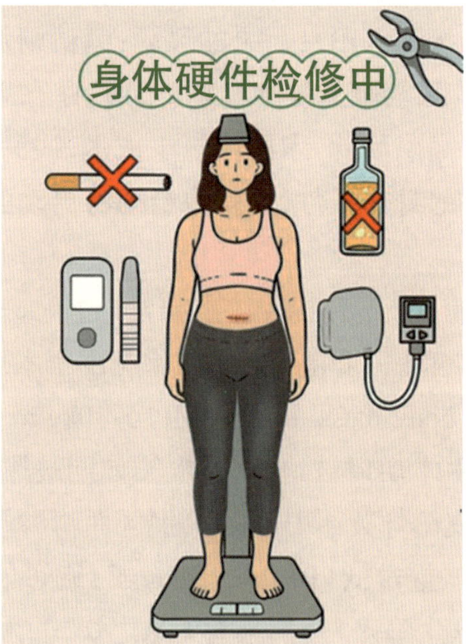

体化的重建方案。

2. 心理状态“软件调试”

（1）预期“校准器”：充分了解不同重建时机和方式的利弊，明确手术风险及术后效果。充分理解重建乳房缺乏原生乳腺腺体和感觉神经支配，无法恢复泌乳与敏锐触觉，外观与质地只能接近但不完全等同原貌。因此，需理性调整预期，接受“接近完美”而非“绝对复刻”，从而降低术后心理落差感与决策后悔风险。

（2）情绪“压力阀”：术前可能存在焦虑、恐惧等情绪，这如同给心灵蒙上了一层灰雾。此时可借助音乐疗法（如每天睡前听 30 分钟舒缓的古典乐）、冥想呼吸（用鼻子深吸气 4 秒，屏息 2 秒，嘴巴慢呼气 6 秒）、家人陪伴等方式缓解压力。若焦虑明显（如出现失眠、食欲下降），应主动向心理医生或医护团队求助，他们会像“心灵工程师”一样，帮助调试情绪的“压力阀”。

（3）家庭“支持网”：家人的理解与支持对术后康复至关重要，就像给远航的船装上锚链。术前应与家人充分沟通，让他们了解手术的大致流程、可能出现的不适（如伤口疼痛、暂时行动不便），以及你需要的具体帮助（如术后 3 天帮忙擦身、准备流质食物）。当家人成为“同行者”，术后康复的路会走得更稳。

（4）同伴“诉说墙”：有过乳房重建经历或正面临相同选择的同伴，就像一面能“共情倾听”的温暖墙壁，能接住患者难以对他人言说的担忧。可以通过医院组织的病友交流会、正规病友社群等渠道，和同伴聊聊“术前担心的瘢痕会不会明显”“术后多久能正常穿衣服”这类具体心事。他们的经历分享如同“踩过坑的经验地图”，能帮助患者提前了解康复中的小细节；而倾诉的情绪，也会在同伴的共鸣中像“被阳光晒化的积雪”般慢慢消散。这种“同路人”的陪伴，能让你在术前少些孤独感，更有底气面对接下来的治疗。

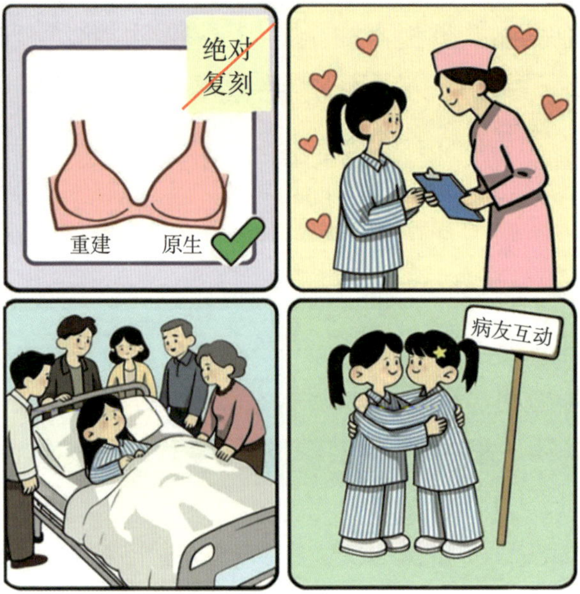

3. 生活规划“后勤清单”

（1）时间“预留档”：不同重建方式的恢复时间各有不同，但术后都需要经历一段“专属恢复期”。建议术前与医生确认具体时长，提前安排请假（可多预留 1 周作为缓冲）、家务代劳及孩子照护等相关事宜，为术后恢复预留充足时间，确保能够专注休养。就像给植物浇水的关键期，不能被其他事情打扰。

（2）物资“储备库”：可在医护人员指导下，提前备好术后必需品，如宽松棉质前开襟衣物（便于穿脱，避免摩擦伤口)、无钢圈前扣式内衣(减少乳房压迫)、消毒棉签、弹力绷带等护理用品,避免术后临时准备的慌乱。

(3)经济"预算表":了解不同重建方式的费用差异及医保报销范围。提前咨询医院医保部门或主治医师,明确报销比例(如部分城市将乳腺癌术后重建纳入大病医保,报销比例可达70%)与流程(需准备病历复印件、手术同意书等材料),做好资金规划,避免因费用问题影响治疗进度。

(4)后勤"保障者":术后初期患者因伤口疼痛、活动受限需专业持续照护,家属虽为核心照护力量,但受工作排班难以协调、照护知识不足(如伤口观察、体位协助等专业操作)、多事务并行(兼顾家庭与照护)影响,难满足全周期高质量照护需求,故需提前确定1～2名可信任照护者。优先选有基础照护能力、时间充裕且沟通顺畅者(如退休家属、专业护工、经培训亲友),照护者需要共同参与医护人员的术前指导,明确伤口观察、体位协助、饮食管理等重点,以精准配合康复需求,降低术后并发症风险。

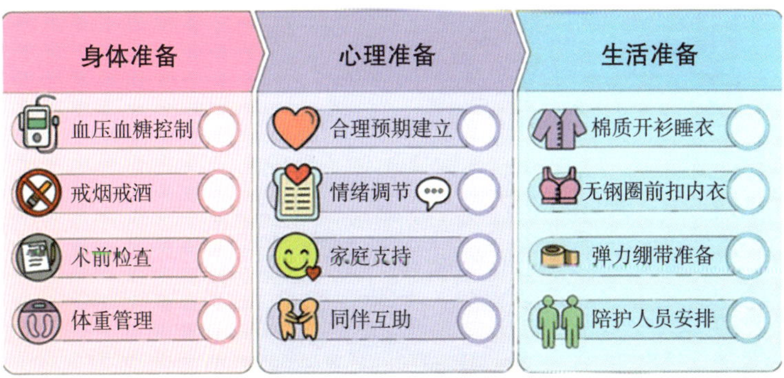

• 患者可自主涂色标记完成进度

(卿利敏 邓 堋)

第三节 术前备战清单

一、全面评估与检查

术前检查，犹如在建筑施工前对场地进行细致的地质勘探，只有通过多维度、全方位的检测，才能精准掌握身体的“地质状况”，为乳房重建手术绘制出详尽、可靠的“蓝图”，确保这场生命的修复工程安全、顺利地推进，让新的“生命花园”得以稳固构建。

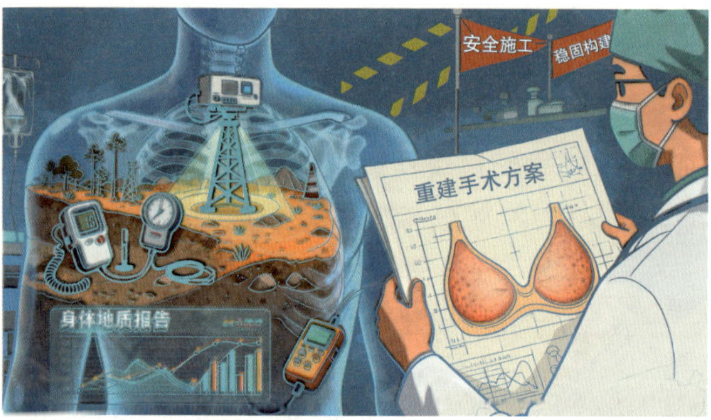

1. 全身健康“大扫描”

（1）血液检测：血液是身体内部运转的“信息库”。血常规检查能清晰反映是否存在贫血，这好比检查建筑材料的运输通道是否顺畅，贫血意味着氧气与营养物质的输送可能受阻，无法及时送达伤口，会延长愈合时间；肝肾功能检测通过转氨酶、肌酐等指标，评估身体“代谢工厂”的运行状态,转氨酶升高提示肝脏解毒功能下降,肌酐升高可能意味着肾脏排泄废物的能力减弱;凝血功能检测中的凝血酶原时间(prothrombin time,PT)和活化部分凝血活酶时间(activated partial thromboplastin,APTT),如同检查"止血闸门"的灵敏度,数值异常会增加术中出血风险。此外,乙型肝炎、丙型肝炎、艾滋病等传染病筛查,能有效防止交叉感染,保障手术环境安全。

(2)心脏评估:对于40岁以上,或本身有心脏病史的患者而言,心脏评估尤为关键。心电图与心脏超声检查,如同对建筑电梯的承重能力进行严格检测,精准评估心脏在手术过程中能否承受额外的负荷。手术过程中,麻醉药物和手术创伤会给身体带来一定的应激反应,心脏需要在这期间维持稳定的泵血功能,为全身各组织器官提供充足的血液供应。若心脏功能不佳,可能无法耐受手术,引发心肌梗死、心力衰竭等严重并发症,危及生命安全。因此,心脏评估就像给手术安全"上保险",确保"发动机"能稳定运转。

(3)肺部检查:长期吸烟、有慢性咳嗽的患者,肺部可能存在潜在的疾病隐患。此时,肺功能检测、胸部CT及胸部X线检查就如同检查建筑的通风系统是否顺畅。其中,胸部X线检查可快速初步排查肺部炎症、气胸、胸腔积液等基础问题,如同给建筑通风系统做"基础体检",快速识别明显的"结构漏洞";肺功能检测通过测量肺活量等指标,评估肺部的通气、换气能力;胸部CT则能清晰地显示肺部结构,排查是否存在肺炎、肺气肿、肺部肿瘤等"隐形障碍"。良好的肺功能是术后顺利拔管、减少肺部并发症的关键,就像确保建筑的通风系统能正常工作,避免"室内空气污浊"。

2. 乳房局部“精测绘”

（1）乳腺 MRI：乳腺 MRI 堪称乳房重建手术的“导航仪”，它能以极高的分辨率，清晰呈现乳房皮肤的厚度、胸壁血管的分布走向及残余腺体的具体情况，为重建方案的设计提供精准、详尽的“三维地图”。此外，MRI 还能发现常规超声难以识别的微小病灶，避免因肿瘤残留影响重建效果。

（2）乳腺超声：乳腺超声是乳房局部评估的“基础侦察兵”，具有无创、实时动态的优势。它能清晰显示乳房层次结构，精准测量乳腺腺体厚度，病灶（如肿块、结节）的大小、边界、血流信号，还可评估胸壁肌肉的完整性，如同用“高清放大镜”观察乳房内部细节，为判断病灶性质、排除局部异常提供初步依据。对于假体植入重建的患者，超声还能提前排查乳房后间隙是否存在粘连或积液，避免影响假体放置位置的稳定性。

（3）乳腺钼靶摄影检查：乳腺钼靶摄影是筛查乳腺钙化灶的“专项探测器”，尤其对乳腺导管内微小钙化的识别能力优于其他检查。乳腺钙化常与早期乳腺癌相关，钼靶摄影能通过低剂量 X 线清晰捕捉这类“隐形信号”，如同为乳房做“钙化专项扫描”，避免因微小病灶遗漏影响重建安全性。此外，钼靶摄影还能清晰显示乳腺腺体的分布密度，为医生判断腺体切除范围、选择重建组织（如腺体较厚者更适合自体皮瓣塑形）提供参考。

（4）三维成像技术：借助先进的三维成像技术，医生能够对乳房进行全方位的扫描，获取精确的乳房形态数据（如体积、基底宽度、乳头位置）。这些数据会被导入计算机辅助设计系统，医生可在屏幕上模拟不同假体的大小、形状

（如解剖型假体更贴合自然乳房弧度），以及自体组织皮瓣的截取范围与塑形效果。通过三维成像，医生能与患者共同预览术后效果，调整方案细节，比如调整假体体积使双侧乳房对称，或优化皮瓣切口位置以减少瘢痕可见度，让重建效果更符合患者期待。

3. 皮瓣供区“精准挑选”　对于计划采用自体组织（如腹壁下动脉穿支皮瓣、背阔肌肌皮瓣）进行乳房重建的患者，皮瓣供区的“精准挑选”如同为建筑筛选“优质建材”，直接决定重建组织的存活质量与术后外观效果。术前需通过两项核心检查完成评估。

（1）皮瓣供区超声多普勒检查：该检查如同“血管探测仪”，能清晰显示供区血管（如腹壁下动脉、胸背动脉）的走行、管径粗细及血流速度，判断血管是否存在狭窄、堵塞或解剖变异，确保选取的皮瓣能获得充足血液供应，这好比确认建材运输“主干道”通畅，避免因血供不足导致皮瓣坏死。

（2）皮瓣供区CTA血管造影：对于计划采用自体组织修复的患者，CTA三维成像能精准定位可供移植的皮瓣血管（如腹壁下动脉穿支），就像为皮瓣移植规划最优路线，确保移植后血液供应充足。

（3）皮瓣供区皮肤条件评估：通过视诊与触诊检查供区（如腹部、背部）皮肤的弹性、厚度、色泽及有无瘢痕或损伤。皮肤弹性良好、厚度适中且无明显瘢痕的区域，更易塑形为贴合自然乳房的形态，如同选择韧性佳、平整度高的“建材”，减少术后外观畸形风险；若供区皮肤存在严重瘢痕（如既往腹部大手术瘢痕）或弹性极差，医生会及时调整皮瓣选择，如从腹部供区改为背部供区，或改用假体重建，确保“建材”适配重建需求。

4. 特殊情况“深排查”

（1）放疗史评估：对于有放疗史的患者，放疗会对乳房及周边组织造成不同程度的损伤，使胸壁皮肤弹性下降、组织血供减少，如同建筑材料经过风化变得脆弱。此时，通过CT检测胸壁皮肤的弹性及组织血供情况，能够准确判断重建组织在这样的条件下能否存活、生长。这对于选择合适的重建方案至关重要，若皮肤弹性与血供严重不足，可能需要调整重建方式，如放弃对皮肤条件要求较高的自体组织重建，转而选择假体重建，以确保重建手术的成功。

（2）既往手术史追溯：若患者腹部有手术史，如剖腹产、阑尾炎手术等，手术形成的瘢痕可能会对腹部血管造成影响。比如阑尾炎手术的瘢痕可能压迫腹壁下动脉，影响皮瓣的血液供应。术前通过多普勒超声检查，能清晰显示腹部血管的走行与通畅性，就像用“血管探测器”排查潜在障碍。若血管条件不佳，医生会调整方案，如改用背阔肌皮瓣或假体重建，确保“建筑原料”的质量与供应。

二、量体裁衣：制定个性化手术方案

乳房重建方案的制定，从不是“凭空设计”，而是医生拿着前期的体检报告（全面评估与检查数据）、时机评估表（重建最佳时机分析结果），再结合患者身体条件和美观期待，像“搭积木”一样精准组合——既避开治疗风险，又贴合患者需求，最终形成专属的手术方案。

1. 依肿瘤特性与前期时机规划路径 医生会先结合前期对肿瘤的诊断（如0期导管原位癌、I期浸润癌等分期）、是否需术后放疗及复发风险评估结果,根据已确定的重建时机来规划最安全的手术路径。

若前期判定为无放疗需求的早期乳腺癌且适合即刻重建,医生就会利用乳房上还完整的皮肤和乳头、乳晕作为“天然材料”,设计修复方案,因为这时候乳房结构受影响较小,能最大程度还原原本的样子,还能减少瘢痕显眼的问题;若前期判定需要进行术后放疗,且适合延期 - 即刻重建,则方案的核心就是“先护好皮肤”,将之前植入的组织扩张器作为“保护罩”,保护胸壁皮肤的弹性和容量,等放疗结束后,再确定将扩张器替换成假体或自体组织的方案,避免重建组织被放疗损伤,出现比如皮瓣坏死、假体变硬等问题;若肿瘤偏晚期或者复发风险高,且适合延期重建,方案就会设计先让身体“专心恢复”,等抗癌治疗结束,体力慢慢好转、复发风险降低了,医生再根据当时胸壁的实际条件(比如皮肤弹性够不够、组织厚度合不合适),调整手术细节,这样患者的身体才能更好地承受手术,成功率也更高。手术路径的规划要重点避免肿瘤治疗和乳房重建“闹矛盾”,把安全放在第一位。

2. 结合身体条件定方式

(1)自体组织修复:这种方式利用患者自身的组织进行乳房重建,就像使用建筑场地内原有的优质材料进行施工,兼容性好且效果自然。腹部脂肪充足的患者适合选择下腹TRAM 或者 DIEP,该手术能兼顾乳房重建与腹壁年轻化,实现形态与功能的双重改善,但是手术创伤相对更大;背部肌肉发达者可选用背阔肌肌皮瓣,借助背部肌肉的支撑力塑造乳房形态,尤其适合乳房体积较小的患者,但是背部的肌肉力量会受到影响。自体组织重建的优势在于手感逼真、耐受放疗，但缺点是供区会留下瘢痕，恢复期较长，术后可能出现皮瓣肿胀、血肿等并发症。

（2）假体修复：对于身材偏瘦、自体组织量不足，或希望快速恢复的患者，假体是更优选择。假体就像预制的“建筑模块”，通过手术直接植入胸壁，手术时间短、创伤小。但假体也有“短板”——术后可能出现包膜挛缩；假体长期使用有破裂风险，且对放疗较敏感，放疗后包膜挛缩率会升高。不过，新型的毛面假体和术中使用脱细胞真皮基质（acellular dermal matrix，ADM），能有效降低这些风险。值得注意的是，医学界正在持续研究不同假体表面的长期特性。医生会根据最新的临床证据和患者的具体情况，提供最前沿的建议。

（3）联合修复：当单一方式无法满足需求时，医生会采用“自体组织 + 假体”的联合方案。比如用背阔肌皮瓣包裹假体，既能利用肌肉增加柔软度，又能通过假体补充体积，适合乳房较大或单侧缺损的患者。这种“强强联合”的方式，兼顾了自然度与容量，实现更为理想的重建效果。

3. 个人偏好融入与多学科团队把关 方案制定不是“医生单方面决定”，而是“个体意愿 + 多学科团队护航”的过程。医生会把患者前期提出的个人偏好落实到细节里，比如患者在意瘢痕隐蔽性，就结合术前检查的皮肤张力数据，优先选腋窝或乳房下皱襞切口，避开胸前显眼位置；患者希望术后 1 个月能回归工作，就会在安全前提下，优先推荐恢复快的假体方案，同时说明术后护理要点；患者更看重“天然手感”，医生就会详细讲解自体组织皮瓣的取材范围和术后感受及恢复期帮助权衡，而乳腺外科、整形外科、放疗科、影像科的医生还会一起审核方案，比如放疗科医生会确认方案避开放疗敏感区域，避免假体或皮瓣受放疗影响，影像科医生会结合前期乳腺 MRI 的血管分布图，确认自体皮瓣的供血路径正确，整形外科医生则会优化形态细节，比如假体大小是否和健侧对称、皮瓣塑形能否贴合胸壁曲线，这种“多学科把关”就像给方案加了“双保险”，既守住安全底线，又让最终效果更符合患者的期待。

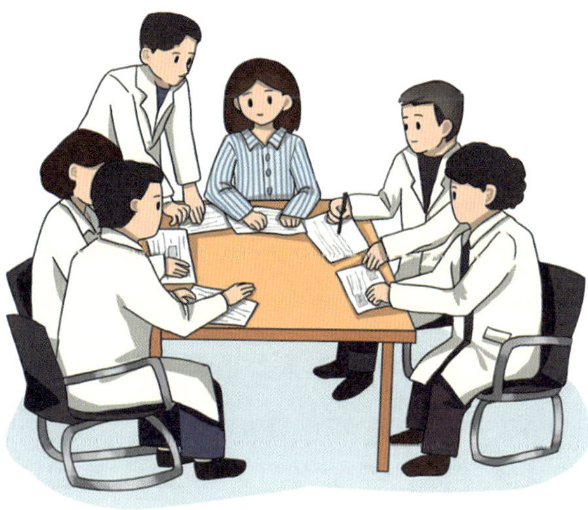

三、双重准备：生理与心理总动员

手术前的准备就像为远行打包行李——既要备好“硬件”（身体状态），也要装好“软件”（心理状态），才能确保旅途顺利。

1. 生理“充电”计划

（1）饮食调整：术前 3 天要给身体“加满油”，多吃鸡蛋、鱼肉、豆腐等高蛋白食物，搭配西蓝花、燕麦等高纤维食物（帮助肠道蠕动，预防术后便秘）。避免吃辣椒、生姜等辛辣食物（可能刺激胃肠道，影响睡眠），以及豆类、洋葱等产气食物（术后卧床易导致腹胀）。术前至少禁食 6 小时、禁水 2 小时，防止麻醉后呕吐引发窒息。

（2）睡眠准备：术前要帮身体“校准生物钟”，良好的睡眠能让免疫细胞保持活跃，为手术“储备战斗力”。入睡前注意布置舒适的睡眠环境，调暗灯光或开启柔和床头灯，确保房间温度适宜（略凉爽更易入睡），必要时开窗通风。睡前 1 小时关闭或远离电子设备，避免蓝光扰眠；难入睡时，可播放轻柔的白噪声（雨声、溪流声）、舒缓钢琴曲或冥想引导音频助眠。

（3）呼吸训练：术前 1 周需开展呼吸训练，以增强肺部功能储备，降低术后肺部感染、肺不张等并发症发生风险。训练采用“腹式呼吸 + 有效咳嗽”组合模式，每天进行 3 ～ 4 次。训练取平卧位或舒适坐姿，平卧位时双手贴肚脐，坐姿时双手放大腿。先放松肩、胸肌肉，然后用鼻缓慢深吸气，感受腹部像气球隆起，双手随腹部抬起；呼气时嘴巴抿成“吹蜡烛”的样子慢慢吐气，腹部跟着瘪下去，双手轻压腹部助排气。接着深吸一口气让腹部鼓起来，双手轻按胸部两侧，借腹部力量短促“咳”气，似“轻拍肺部小灰尘”。

（4）皮肤准备：术前 1 天用沐浴露彻底清洁手术部位（乳房、腹部或背部），重点清洗皮肤褶皱处（如腋窝、乳房下皱襞），就像给待施工的墙面除尘。医生或护理人员会剃除手术区的毛发（备皮），避免毛发里的细菌污染伤口。如果皮肤上有瘢痕、痣或色素沉着，要提前告诉医生，以便设计切口时避开或利用这些标记定位，让瘢痕更隐蔽。术后伤口愈合前，手术区皮肤要避免涂抹护肤品、香水等，防止化学刺激。

（5）用药管理：术前 1 周必须在医生的指导下停用阿司匹林、华法林等抗凝药，以及丹参、当归等活血中药，这些药物会影响凝血功能，不利于手术止血。高血压、糖尿病患者不能擅自停药，需提前告诉医生，换成手术当天能临时服用的短效药（如硝苯地平、胰岛素）。

2. 心理“减压”攻略

（1）术前谈话“三连问”：术前可以咨询医生三个问题——“手术会切哪些地方？”“术后多久能上班？”“万一出现并发症怎么办？”可以带着家人一起听，让他们帮忙记笔记，避免遗漏细节。医生会用模型演示手术过程，就像用图纸讲解重建方案，别怕“打破砂锅问到底”。

（2）家庭“后勤团”培训：教会家人辨识引流管是否正常（正常液体是淡红色，突然变多或变浑浊要及时告知医生），协助患者翻身时要托住腰和肩膀（避免牵拉伤口）。还可以让孩子画一张“加油卡片”贴在床头，或者录一段家人的鼓励语音，术后听着有时能缓解疼痛。

（3）情绪“预防针”：术后前 3 天伤口会疼，肿胀可能让乳房看起来“变形”，这都是正常现象，就像刚盖好的房子还没装修，别因此焦虑。可以提前下载冥想的应用软件，每天花 10 分钟深呼吸，想象“疼痛像海浪一样来，也会像海浪一样退”，转移一下注意力，以轻松的姿态迎接手术。

（刘翔宇　何素素）

第三章　重建方式的选择

假体？自体？亦或是自体联合假体？乳房重建方式的选择关乎身体与心灵。本章将为您逐一解析不同方式的利弊，助您找到重启美丽的钥匙。

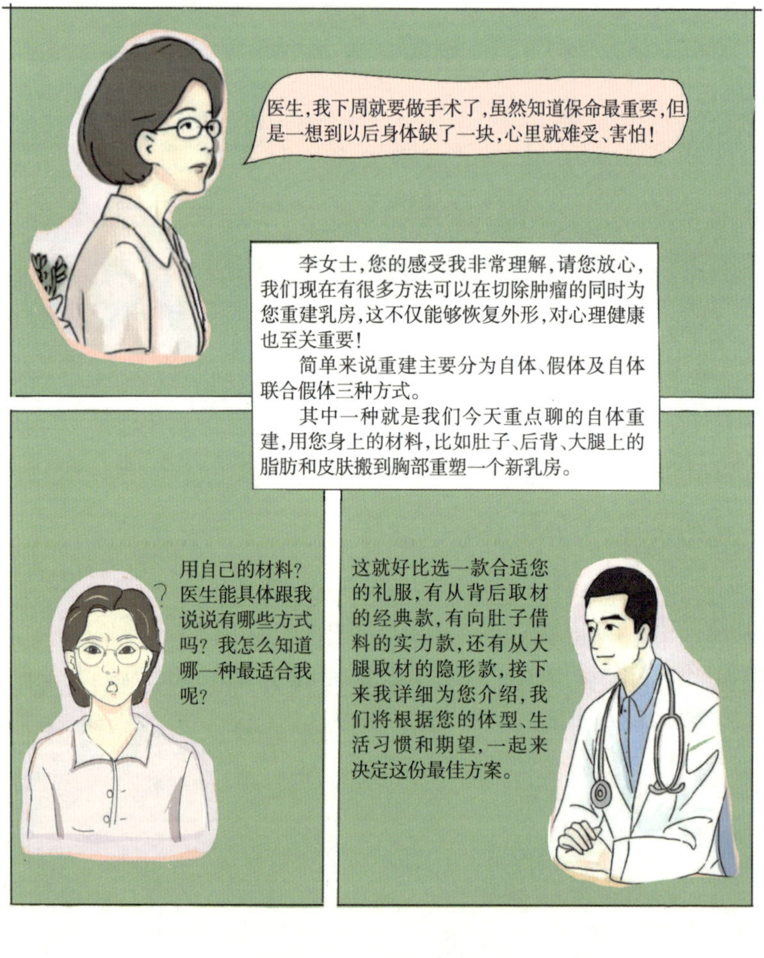

第一节　自体组织变形记

乳房重建适合于因各种原因准备或已经接受乳房切除，或因为保乳手术导致乳房明显变形的患者，这一方法可以帮助乳腺癌患者重塑乳房外形、轮廓、解剖标志，恢复身体外形的完整性，并尽量实现两侧乳房外形基本对称。医生说的“用自己的材料”做自体重建，又是怎么一回事？一场关于“重塑完整”的探索就此开始。

一、皮瓣的巧妙运用

在乳房重建的艺术中，皮瓣是最具有生命力的篇章，是外科医生用智慧和双手为您定制的“新乳房”。利用皮瓣进行乳房重建是利用您自身的“活组织”，为胸部“补位重生”的一种高级修复方式。它就像是从一个“富余”的地区调动资源（如腹部、背部、胸外侧、大腿、臀部等），去支援一个“急需重建”的地区，实现身体资源的“内部循环”和“美丽再生”。这不仅仅是填补缺失，更是用自身的材料，进行一场精密的“自体移植”。那么，运用皮瓣进行乳房重建的巧妙之处有哪些呢？

1. 就地取材，手感与外观更自然　重建的乳房由自身的脂肪和皮肤构成，其柔软度、温度、手感乃至下垂度都无限接近真实乳房。更奇妙的是，它会随着患者体重的增减而同步变化，实现动态的“和谐统一”。

2. 血脉相连，赋予鲜活生命　皮瓣重建最神奇、最核心的“巧妙”之处，在于血运的重建。这不仅仅是组织的搬运，更是生命的连续。有些远位的皮瓣需要外科医生运用显微镜，用比头发丝还细的缝线，将皮瓣上细如游丝的血管（动脉与静脉）与胸部的血管精准地吻合在一起。当血流重新灌注到这片“新土地”上时，它便被瞬间“激活”，成为一个有血有肉、有温度、有感觉的真正的活组织。

3. 长久之计，避免假体相关风险 由于无需植入假体，从根本上避免了假体可能带来的风险，如包膜挛缩、假体移位、假体破裂或感染等远期并发症。一旦皮瓣存活，其效果通常是永久性的，避免了假体可能需在多年后再次手术更换的顾虑。

4. 一举两得，形体改善收益 手术的核心目标是以自体组织实现乳房的形态与功能重建。在此过程中，供区的处理也遵循了精细的形体修复原则，从而带来积极的额外获益。例如，腹部皮瓣在提供优秀重建材料的同时，通过对腹壁的精细闭合与塑形，可同步改善腹部轮廓。大腿皮瓣在获取所需组织的同时，有助于优化大腿内侧的线条。但需要明确的是，这些形体上的改善是重建手术的附加效果，而非首要目的。为实现这一综合效果，患者需接受范围更广、技术要求更高的显微外科手术，其恢复过程与潜在风险也相应更为复杂，需在术前充分知情并慎重权衡。

5. 化痕为迹，雕琢身心平衡 皮瓣技术的巧妙运用，还体现在对身心整体的关怀上。供区和受区的伤口被精心缝合，其瘢痕可隐藏于泳衣或内衣下，在愈合后形成一道象征重生和勇气的生命线。

二、邻近皮瓣:整形保乳优选

尽管乳腺癌保乳手术的比例逐渐增加,但是乳腺癌保乳手术后,20% 的患者乳腺出现变形。如何在彻底切除肿瘤的同时,尽可能保持乳房原有的自然美观?这是乳腺外科医生面临的一个难题。近几年,“乳腺肿瘤整形”这个新名词越来越多地出现在公众视野中。这是将肿瘤外科手术和整形手术这两个不同学科交叉融合的手术方法,狭义的乳腺肿瘤整形技术(oncoplastic surgery,OPS)指应用于保乳手术后,在遵循肿瘤外科“扩大切除病灶、取得阴性切缘”原则的基础上,应用整形外科原则和技术,获得最佳的术后美学效果。目前国际上已经设计出十多种修复乳腺缺损的方法,在利用自体组织重建乳房的方法中,有的是利用乳腺内组织的移动来修复乳房的缺损(容积移位),有的是通过邻近皮瓣的移植来对胸壁畸形和乳房缺损进行补救,从而恢复乳房健康、美丽的外观(容积替代)。邻近皮瓣操作简单,但组织容量有限,可用于修复损伤较小的乳房,包括侧胸壁穿支皮瓣、肋间动脉穿支皮瓣等(图 3-1-1)。

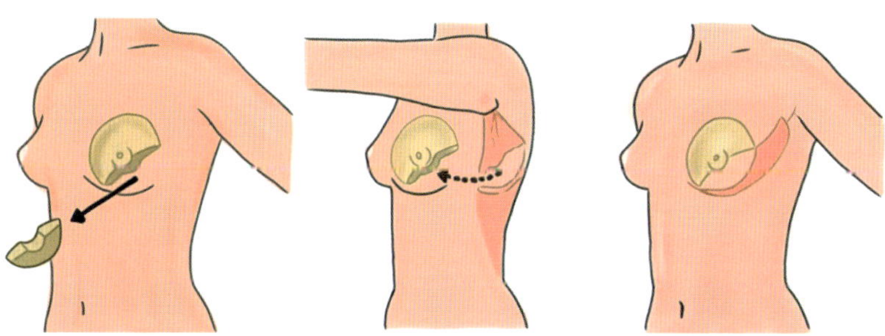

图 3-1-1　邻近皮瓣乳房重建示意图

1. 适用人群　肿瘤整形保乳手术患者切除腺体比例较大(20% ～ 50%),以及用容积移位的方法塑形还是会导致乳房凹陷等畸形时,最常使用邻近皮瓣。

2. 优点

(1)生理创伤小:手术切口小、恢复快,术后并发症(如伤口感染、积液)发生率低于全切手术。

(2)美学优势:可降低切缘阳性率,减少再次手术及全乳切除比例,并且具有更好的美容结局与满意度。

3. 风险与考量

(1)需结合病灶部位、预期缺损大小、乳房容量、乳房下垂程度、腺体性质等因素综合考量。

(2)术后可能出现乳头乳晕血供障碍、感染、脂肪坏死等并发症。

三、背阔肌肌皮瓣:老牌选手

使用背阔肌肌皮瓣(latissimus dorsi myocutaneous flap, LDMF)进行乳房重建是最经典、应用最广泛的术式之一,它就像是重建家族中经验丰富、值得信赖的"老大哥"。技术原理:主要从后背切取一块带肌肉和血管的组织(背侧阔肌及其表面的皮肤和皮下脂肪),以其滋养血管——胸背动静脉为蒂,将这块组织通过腋下的隧道"旋转"或"推进"至前胸壁,用于覆盖和填充乳房切除后的缺损(图 3-1-2)。

1. 适用人群

(1)乳房切除后胸部皮肤缺损量适中,且自身乳房体积较小的患者。

(2)作为"辅助英雄",常用于与假体"强强联合"。皮

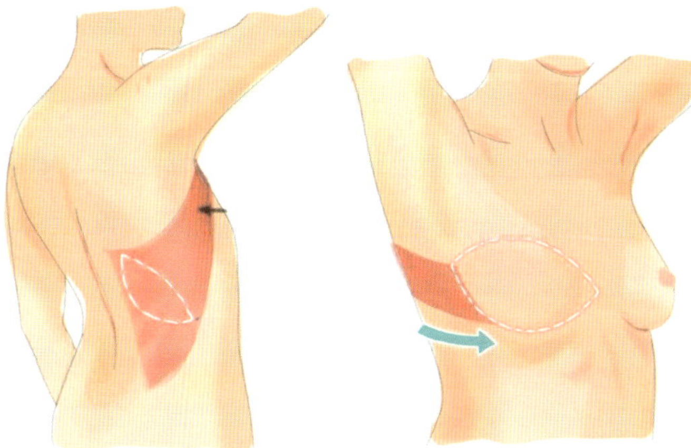

图 3-1-2　背阔肌肌皮瓣乳房重建示意图

瓣提供额外的软组织覆盖，能更好地包裹假体，降低假体边缘显露、包膜挛缩的风险，尤其适用于皮下组织薄或接受过放疗的患者。

2. 优点

（1）血供可靠：血供充沛，皮瓣存活率高，手术安全性好。

（2）操作相对简便：相较于游离皮瓣，此术式无需显微血管吻合，手术时间相对较短。

3. 风险与考量

（1）供区瘢痕：背部会遗留一道纵行的线性瘢痕，通常可被内衣所遮挡。

（2）功能影响：切取背阔肌可能导致部分肩关节功能减弱，如内收、内旋力量下降。对于运动员、体力劳动者等对背部力量要求高的人群需慎重评估。

（3）体积限制：背阔肌本身肌肉组织量有限，若单独使用往往体积不足，常常需联合假体以实现对称的乳房体积。

四、下腹横行腹直肌肌皮瓣:经典型号

下腹横行腹直肌肌皮瓣(TRAM)是自体组织乳房重建的又一个里程碑式的皮瓣种类,它是从腹部取包括皮肤、脂肪和腹直肌的组织,特别适合那些腹部有“富余”脂肪的患者。

技术原理与分类:①带蒂 TRAM,并非完全切断皮瓣与身体的连接,而是以一侧腹直肌为蒂,携带其下方的腹壁上动静脉,将腹部皮瓣经皮下隧道“旋转”180° 左右上提至胸部。此术式皮瓣保留了肌肉与血管的连续性,无需吻合血管(图 3-1-3)。②游离 TRAM,将富含腹壁下动静脉的腹部皮瓣完全游离出来,然后将其移植到胸部,在显微镜下将腹壁下动静脉与胸部的受区血管(如胸廓内动静脉、胸背动静脉)进行精细吻合。此法血供更直接,皮瓣血运更佳。

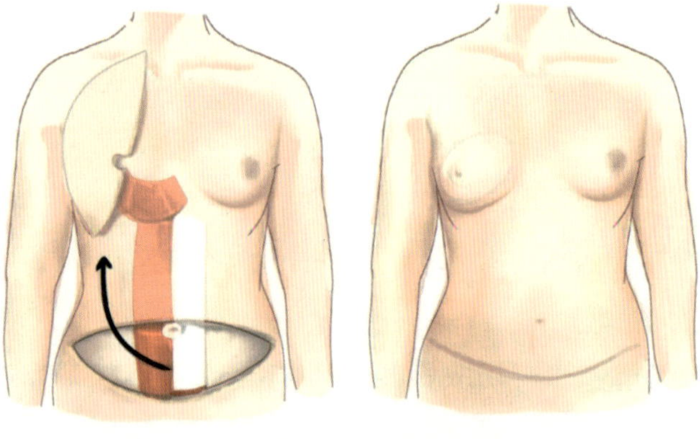

图 3-1-3　带蒂 TRAM 乳房重建示意图

1. 适用人群　腹部有足够脂肪组织(俗称“小肚腩”)的患者。

2. 优点

（1）组织量大：能提供充足的软组织，可塑造出形态饱满、自然下垂的乳房，通常无需联合假体。

（2）供区形体改善（腹部）：在切取皮瓣的同时，对供区进行了确切的腹壁修整与闭合，可同步实现腹部轮廓的优化与平坦，这是手术的一项附加结果。

3. 风险与考量

（1）腹壁功能削弱：切取部分或全部腹直肌，可能导致腹壁力量减弱，增加术后腹壁疝（腹部内容物突出）的发生风险。

（2）术后恢复：术后需使用腹带包扎 3 个月左右，并在一段时间内避免增加腹压的动作（如剧烈咳嗽、用力排便、提重物），以保护腹壁薄弱区。

五、腹壁下动脉穿支皮瓣：黄金标准

腹壁下动脉穿支皮瓣（DIEP）堪称目前自体组织乳房重建领域的"黄金标准"，是 TRAM 皮瓣的进化版，它将"精准医疗"的理念发挥到了极致。与 TRAM 皮瓣不同，DIEP 术式仅切取腹部的皮肤和脂肪，分离并保留穿过腹直肌为皮瓣供血的腹壁下动脉穿支血管，同时完整地保留腹直肌及其前鞘。这最大限度地减少了对腹壁结构的破坏（图 3-1-4）。

1. 适用人群 腹部有足够脂肪组织，且腹壁下动脉穿支血管良好的患者。

2. 优点

（1）最大程度保留腹壁功能：术后腹壁强度几乎不受影

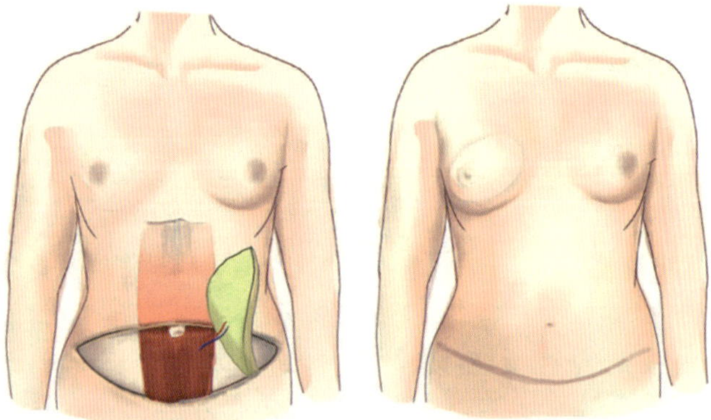

图 3-1-4　DIEP 乳房重建示意图

响，极大地降低了腹壁疝的发生风险。

（2）皮瓣组织量丰富，供区瘢痕隐蔽。

3. 风险与考量

（1）技术极致复杂：手术需要在显微镜下解剖细小的穿支血管，并进行超显微血管吻合，对外科医生技术和团队配合要求极高。

（2）手术时间最长：通常需 6 ～ 8 小时，是所有重建术式中最长的。

（3）并非人人适用：极度消瘦、腹部无足够脂肪或腹部有多次手术史（可能损伤穿支血管）的患者不适合。

六、股深动脉穿支皮瓣：隐形高手

当患者腹部条件不佳（如脂肪不足或有手术史）时，大腿内侧便成为了一个绝佳的“后备仓库”。股深动脉穿支皮瓣（profunda artery perforator flap，PAP）因其隐蔽的供区瘢痕，被誉为“隐形高手”。该术式利用股深动脉发出的穿支血管，切取大腿内侧后方的皮肤脂肪瓣，移植至胸部进行血管吻合（图 3-1-5）。

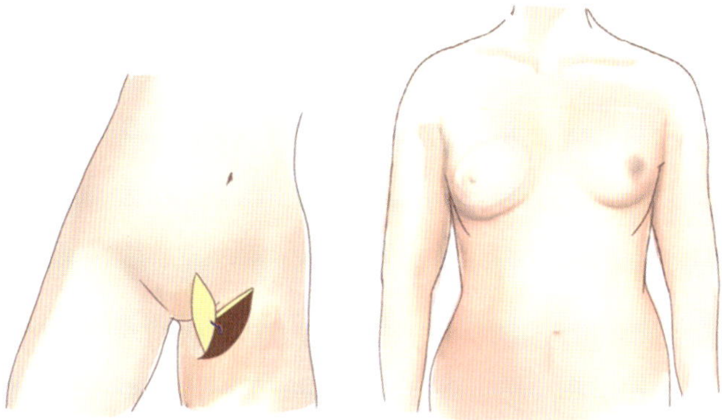

图 3-1-5　PAP 乳房重建示意图

1. 适用人群

（1）腹部脂肪不足或不愿在腹部留疤的患者。

（2）腹部有既往手术史（如腹壁成形术、阑尾切除术、剖腹产）可能损伤了腹壁下血管的患者。

（3）身材苗条，但大腿内侧有局部脂肪堆积者。

2. 优点

（1）供区瘢痕极其隐蔽：瘢痕位于大腿内侧上方，处于自然褶皱中，即使穿着短裤或泳装也难以发现。

（2）组织质地优异：大腿脂肪质地细腻，塑形后的乳房手感极佳。

3. 风险与考量

（1）大腿功能影响：术后早期大腿会有紧绷感，行走时略有不适，但通常不会对长远运动功能造成显著影响。

（2）需穿塑身裤：术后需穿弹力塑身裤 3 个月，以减轻水肿、促进形态恢复,避免血清肿。

(3)血管蒂较短:有时血管蒂长度有限,可能对受区血管的选择提出更高要求。

七、大网膜瓣:悄然塑造

大网膜是腹腔内一张富含脂肪、淋巴组织和血管的腹膜皱襞,像一件"脂肪围裙"覆盖在肠道前方。它质地极其柔软,是修复复杂缺损的"特殊材料"。该术式是由普外科医生协助,通过腹腔镜或开腹手术,将大网膜从其附着处游离,保留其胃网膜动静脉为蒂,然后经皮下隧道上提至胸部,用于填充乳房缺损。

1. 适用人群

(1)放射性损伤修复:这是其最主要的适应证。对于放疗后胸壁组织严重损伤、血运极差的患者,大网膜能带来丰富的血供,改善局部环境,覆盖并保护下方的植入物或心脏大血管。

(2)其他术式失败后的补救。

(3)极度消瘦、其他供区均无可用的患者。

2. 优点

(1)极度柔软:塑形后的乳房手感非常自然。

(2)血供丰富:能有效改善受区的血液供应。

(3)无体表瘢痕:取材通过腹腔操作,体表无新增瘢痕。

3. 风险与考量

(1)需进入腹腔:增加了腹腔内并发症的风险(如肠粘连、腹内疝等)。

(2)组织量有限:通常体积不足,多用于覆盖假体或联合其他修复方法，而非单独重建。

（3）适用人群窄：仅作为特定情况下的备选方案。

八、自体脂肪移植：微调大师

自体脂肪移植又称“脂肪移植”，是一种相对微创的“填充”技术，更像是为重建乳房进行“精装修”的微调大师。该术式通过负压吸脂术从供区（如腰腹、大腿、臀部）抽取脂肪，经过纯化处理后，通过特制的钝头注射针，多层次、多点位地注射移植到乳房受区（图 3-1-6）。

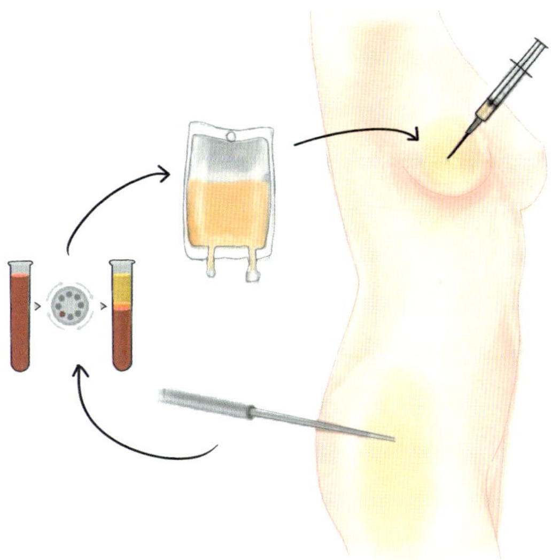

图 3-1-6　自体脂肪移植示意图

1. 适用人群

（1）轮廓修整：矫正自体或假体重建后的不规则、凹陷、边缘阶梯感等。

（2）小幅增容：轻微增大乳房体积，改善对称性。

2. 优点

（1）微创无痕，恢复迅速：仅需通过几毫米的微小切口完成脂肪抽吸和注射，创伤小，术后疼痛轻，恢复期短。

（2）组织相容性佳：采用自体组织，无排异、无包膜挛缩等异物反应，手感柔软自然。

（3）供区塑形双效益：脂肪抽吸部位（腰腹、大腿等）可同时实现局部塑形效果。

（4）可重复操作，灵活调整：可根据存活情况和美学效果进行 2 ～ 3 次或更多次的补充移植，通过“少量多次”的精细化操作，逐步优化最终效果。

3. 风险与考量

（1）存活率的不确定性：移植的脂肪并非 100% 存活，其存活率受多种因素影响（如医生技术、患者个体条件、移植层次等），文献报道存活率在 44% ～ 83% 之间。因此通常需要 2 ～ 3 次甚至更多次的移植（少量多次）才能达到理想效果。

（2）钙化现象：部分未存活的脂肪细胞可能发生钙化，在乳腺钼靶摄影上表现为微小钙化点，有时需与肿瘤复发的征象相鉴别。因此，必须请经验丰富的放射科医生和在乳腺中心进行随访。

（3）囊肿与结节：少数情况下可能形成油性囊肿或可触及的结节。

综上所述，如何选择“最佳方案”呢？选择最适合的自体重建方式是一个需要医患双方共同参与的决策过程，需综合考量患者的身体条件、生活方式、个人价值观及对手术风险和收益的权衡。表 3-1-1 可以提供一个清晰的初步参考。

表 3-1-1 不同自体重建方式的对比

术式	适合人群	核心优势	注意事项与潜在影响
邻近皮瓣	肿瘤整形保乳手术患者乳房缺损量中等，胸背区/侧胸区皮下组织足够者	就地取材，操作简单，血供可靠，供区功能影响小，恢复较快	组织量有限，不适合巨大缺损；会在侧胸/背部留下新增瘢痕
LDMF	需联合假体者；背部肌肉量充足者	血供可靠，手术安全性高，提供良好软组织覆盖	背部遗留瘢痕，可能轻微影响肩部力量，常需联合假体
TRAM	腹部脂肪充足，可接受轻度腹壁功能影响者	手术成熟可靠，组织量大	腹壁疝风险相对较高，可能削弱核心肌力
DIEP	腹部脂肪充足，希望最大限度保留腹壁功能者	保留腹直肌，长期稳定，腹壁疝风险极低，满意度高	手术时间最长，技术要求最高，对血管条件要求高
PAP	腹部条件差或不愿腹部留疤，大腿内侧脂肪充足者	供区瘢痕极其隐蔽，组织质地细腻	大腿术后短期不适，需穿塑身裤
大网膜瓣	胸壁放疗后严重缺损修复；其他供区不可用时	质地柔软，血供丰富，供区无体表长瘢痕(腔镜)	需腹腔内手术，组织量有限，通常作为辅助手段
自体脂肪移植	局部轮廓修整；小幅增容；改善皮肤质地	微创，无额外瘢痕，取材容易	需多次手术，效果不可预测，有钙化干扰影像学检查的可能

注：LDMF，背阔肌肌皮瓣；TRAM，下腹横行腹直肌肌皮瓣；DIEP，腹壁下动脉穿支皮瓣；PAP，股深动脉穿支皮瓣。

最终决策的金标准：在拥有丰富经验的乳腺中心，与主治外科医生进行深入、坦诚的沟通，全面评估后做出的个体化选择。请记住，没有“最好”的术式，只有“最适合”的术式。

（陈 虹 刘 燕）

第二节 假体植入黑科技

一、假体选择技巧

作为乳房重建界的“当家花旦”，假体到底是何方“神圣”？它如何在小小“胸舱”里撑起一片天？接下来就用一首歌曲的时间，把假体的身世、性格、成长史一次性讲透。

乳房假体的发展经历了从早期的简单尝试到现代高科技产品的多代更迭。最早的乳房增大尝试可以追溯到1895年，切尔尼（Czerny）首次报道了将脂肪瘤移植到乳房的手术。此后，医生尝试了多种材料植入，如象牙、玻璃、橡胶、软骨、羊毛等，但结果多不理想，常导致乳房硬化、变形。到了20世纪90年代，高黏附性硅凝胶（cohesive gel）的出现是革命性的。这种材料被誉为“果冻硅胶”，即使外壳破裂，也能保持整体形态，不流动、不渗漏，极大提升了安全性。如今的假体已进入新时代，采用层层防渗屏障技术和定形硅胶（shape-stable gel），不仅安全系数达到顶峰，更能模拟出最接近天然乳房的柔软度和动态感。

作为重建手术里最常用的“建筑材料”，假体外表是一只柔软的“小袋子”，里面却大有乾坤。外壳由医用级硅胶制成，抗压又亲肤；填充物可以是“果冻硅胶”或“生理盐水”，前者手感Q弹，后者安全可吸收。袋子中央自带“防伪码”——序列号，可追溯生产批次；边缘还有一圈“暗扣”——防渗屏障，把渗漏率控制在最低。

假体的结构

1. 外壳（硅胶弹性体）：坚韧而亲肤的“防护服”

（1）内层：二甲基硅弹性体（柔韧基材），提供主体柔韧性和抗撕裂强度，确保假体可以随意挤压而不会破裂。

（2）防渗层：二苯基硅弹性体（防渗漏），像一层紧密的网格，能有效锁住硅凝胶分子，将每年的渗漏率控制在极低水平。

（3）糙面层：MED-6400硅胶（防移位），形成微小的纹理，这些纹理能打破包膜组织的平行生长，使其与周围组织“交织”在一起，从而有效防止假体移位和旋转，并显著降低包膜挛缩的风险。

2. 填充物　硅凝胶（高黏附性，自然手感）；盐水（可调节体积，安全性高）。

3. 序列号标识区（永久性激光蚀刻）　位置在假体背面或侧缘，包含品牌编号、生产批次、容积。

1. 材质如何选　假体里装的“内芯”是决定手感与安全的关键——目前市面上主要有两种“内芯”，一种是占据80%市场份额的“果冻级”硅胶，手感软糯、回弹如真，即使外壳意外受损，凝胶也会抱团不渗漏，30年的临床口碑让它稳坐顶流；另一种是亲民路线的盐水袋，价格大约只有硅胶的60%，万一破裂，生理盐水会被身体自然吸收，安全零毒性，但手感稍硬、偶尔还会出现“水波纹”褶皱。因此，需要综合考虑患者对于手感、形态、预算等方面的期望来进行决策。

2. 形状如何选 形状是决定术后外观是否自然的第一关。以下两种主流形状对应两种不同的美感和适用人群。

（1）圆形假体：是经典的“丰满感”代言人，像一个倒扣的碗，上下缘饱满度对称。植入后，能提供显著的上缘充盈度，塑造出挺拔、饱满的乳沟效果。适合皮肤组织和脂肪较厚、胸部原有基础较好的年轻女性，或者追求明显乳沟和饱满视觉效果的人群。需要注意的是对于35岁以上、皮肤较薄、或接受过腋窝淋巴清扫的患者，圆形假体上半球的过度饱满可能导致轮廓显形，尤其在弯腰或俯身时，可能出现“碗状”边缘，看起来不够自然。

（2）水滴形假体：是智慧的“仿生学”大师，仿照天然乳房的泪滴形态，上薄下厚，坡度柔和。它旨在“填补空缺”而非“强行隆起”。这是为术后重建的患者，尤其是皮肤弹性减弱、胸部组织量不足的患者量身定做的解决方案。它能完美顺应原有弧度，优雅地补全切除后的缺损，上缘平滑过渡，极大避免了边缘显形的尴尬。无论穿紧身职业装还是运动内衣，都能实现自然的效果。

追求自然仿生、皮肤偏薄、担心假体感的患者首选水滴形。追求极致饱满、基础较好的患者可选圆形。

3. 尺寸如何选 定尺寸不是越大越好，而是越“你”越好。尺寸是平衡美感与健康的关键。

首先参考“金标准”即健侧乳房。对于单侧重建，最科学的参照物是健康侧的乳房。医生会通过 3D 扫描精确测量其体积，通常亚洲女性在 180 ～ 260 立方厘米之间是常见范围。目标尺寸应锁定在“健侧体积 ±10%”的安全区内，为的是给可能因放疗或年龄增长而弹性减弱的皮肤预留安全空间，防止张力过大。同时引入“生活变量”作为微调的参考因素，±10% 的浮动空间，是个性化定制的关键。若患者经常背包、抱娃，可选“健侧 –10%”，略小的假体可以减轻对肩颈和胸廓的长期压力，提升生活舒适度；若患者希望穿礼服更有型，可选“健侧 +10%”，略大的假体能提供更饱满的视觉效果。

4. 表面如何选　假体的表面是磨砂还是光面？这是一道“预算”与“维护”的权衡题，也决定了假体与身体的“相处方式”和长期的维护成本。假体的“外衣”就像手机壳，选磨砂还是光面，直接决定日后的手感顺滑度和维护难度。毛面外壳（磨砂）自带微小“绒毛”，能与周围组织牢牢“握手”，降低包膜挛缩的风险，代价是价格大约要比光面高出 50%；光面假体（光滑）则像剥壳鸡蛋，光滑、便宜、省心，却需要术后勤快做“胸部养护”——术后定期按摩，才能避免包膜悄悄收紧、假体变硬。如果预算充足又想降低维持难度，磨砂是“躺平”首选，如果愿意把省下的钱换成每周 5 分钟的温柔按摩，光面也能使用 10 年。

5. 假体的生命周期　从“选好假体”到“真正住进身体”，它其实要经历一段可被精确计量的“生命周期”。临床与材料学研究把这 10 ～ 15 年的旅程拆成 6 个关键节点，每个节点都有客观的评估指标与安全窗口，方便患者和医生一起“打卡”监测。

假体生命周期的关键节点

1. 0天(出厂)

(1)假体经过严格的无菌和质量检测,确保其外壳坚固,凝胶内聚性强,渗漏风险极低。

(2)包装内附“身份证”——唯一序列号与批次检测报告,扫码即可溯源。

2. 1天(植入)

(1)术中以无接触技术置入,植入腔隙体积≈假体体积×1.2,预留20%软组织缓冲,降低早期张力。

(2)切口长度:腋窝3.5～4.0厘米,乳晕≤2.5厘米,下皱襞2.5～3.0厘米(根据假体宽度选择最短有效路径)。

3. 1周(生物整合) 纤维母细胞开始贴附外壳,形成厚约0.2～0.4毫米的包膜,超声可测;此时95%患者无明显疼痛,可恢复轻度家务。

4. 1个月(功能稳定)

(1)包膜厚度趋于0.5毫米,假体位移<5.0毫米(MRI三维重建数据)。

(2)日常生活:淋浴、电脑办公、平地散步均可;避免提重物>2千克或上臂外展>90°。

5. 1年(长期稳定期)

(1)双侧乳房对称度误差≤15%(3D体表扫描),手感评分≥8/10(Harris量表)。

(2)建议首次随访时进行超声检查,留存基线图像,便于后期比对。

6. 10～15年（老化评估窗）

（1）随着时间推移，假体老化风险逐渐增加。建议定期通过影像学检查评估其完整性。

（2）年检项目：超声+MRI；若发现包膜增厚＞1.0毫米、外壳完整性可疑或主观不适，即启动更换程序。更换手术时间约45分钟，可与脂肪移植同步完成，实现“二次升级”。

把这6个节点画成一条时间轴，配上检查日历提醒，你就能像追踪体检报告一样，轻松掌握假体的“健康履历”。

选择假体是一场与自我对话的旅程。它没有唯一的标准答案，最好的答案，而是那个最懂你身体、最契合你生活的方案。忘掉绝对的“完美”，去追求专属的“合适”。当你用“材质-形状-尺寸-表面”这四把钥匙，打开选择的大门，并用“灵魂五问”与医生达成共识时，你就已经为这场重生之旅，握住了最稳的方向盘。

二、假体植入全过程解析

我们像挑“手机壳”一样把假体的材质、表面和形状等都选好了以后，可“零件”究竟怎样变成真正属于我们的“新乳房”呢？接下来，请把思维切换到“闯关游戏”——从术前体检到终身年检，跟着时间轴走一遍，你就能把假体植入全过程拆成一张可打卡的通关地图（图3-2-1）。

假体植入共有6个关卡：①术前准备；②麻醉；③植入位置；④切口；⑤术后恢复；⑥年检。

今天我们重点打通最核心的第三关和第四关。

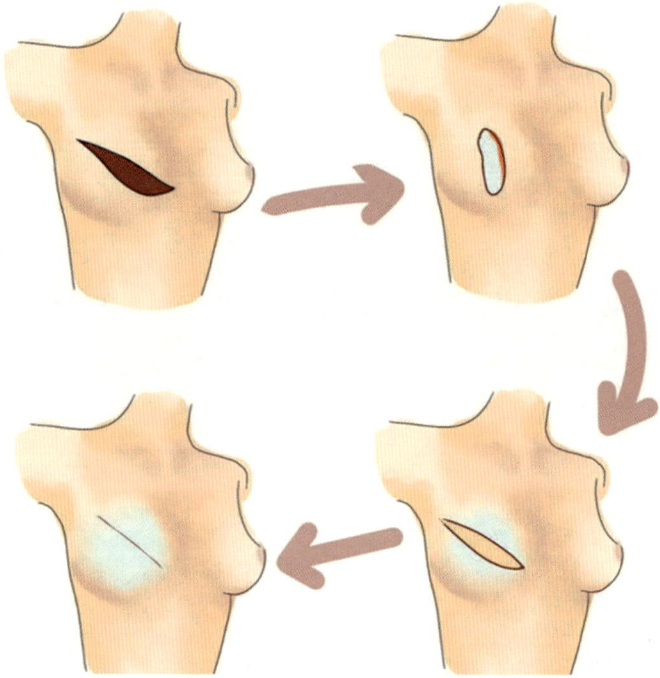

图 3-2-1　假体植入乳房重建示意图

1. 第三关——植入位置决策　选定“楼层”——把假体安在哪儿？决定假体放置的层次，就像给新房挑楼层，不同的高度决定了不同的视野、光照和私密性（表 3-2-1，图 3-2-2）。这个选择直接关系到术后手感的自然度、外观的隐蔽性及长期的稳定性。

2. 第四关——切口选择策略　开一扇隐形的门——切口选在哪？医生如何把假体放进去？他们会选择一扇“隐形的门”。切口的选择是一场在隐蔽性、操作精度和恢复速度之间的智慧权衡。

表 3-2-1 不同植入位置的对比

植入位置	适合人群	位置描述	优点	注意点
胸大肌下	乳腺癌乳房重建(尤其单侧)、皮下组织薄、曾接受放疗的患者	假体置于胸大肌与部分前锯肌的后方	1. 组织覆盖好，假体边缘不易触及，外形更自然 2. 包膜挛缩率较低 3. 对乳腺组织无影响，不影响乳腺X线检查	1. “动画畸形”，肌肉收缩时假体可能移位 2. 术后早期疼痛更明显 3. 可能使乳房上极看起来不够饱满
乳腺下	皮下脂肪丰富(通常 BMI > $22kg/m^2$)、乳腺组织量足够的患者	假体置于乳腺组织与胸大肌筋膜之间	1. 手术直接，创伤小，恢复快 2. 无肌肉影响，无动画畸形 3. 能最大限度地增加乳房凸度	1. 假体轮廓易显(尤其皮下脂肪薄时) 2. 包膜挛缩率相对较高 3. 可能影响乳腺X线检查的准确性
双平面	希望获得自然下垂感、改善乳房下极饱满度的患者(目前主流选择之一)	结合上述两者：假体上部在胸大肌后，下部在乳腺后	1. 兼顾优势，上极覆盖好，下极饱满自然 2. 显著降低动画畸形 3. 对乳房下皱襞位置控制更精确	手术技术要求更高，分离层次更复杂

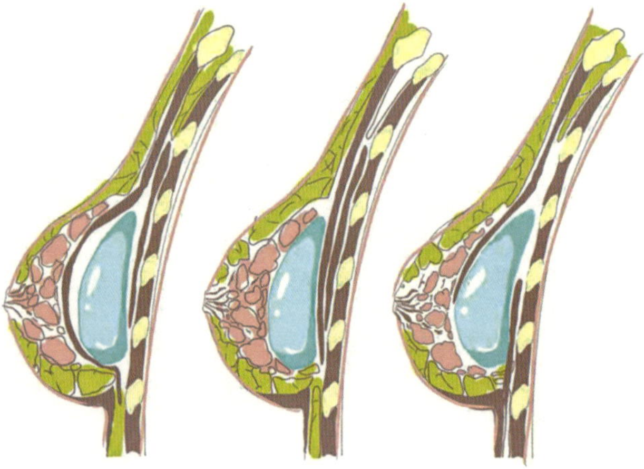

图 3-2-2 不同位置假体植入示意图

（1）腋窝切口：于腋窝的天然褶皱处切开一个 3.5 ～ 4.0 厘米的小口。瘢痕隐蔽性极佳，完美隐藏在腋窝皱褶中，即使抬起手臂也难以发现。这是远离乳房区域的唯一切口，乳房上没有任何瘢痕。技术难度最高，路径最长。但如今配合内窥镜技术，医生可以看着放大 10 倍的屏幕进行操作，实现了血管神经的可视化，大幅度提升了安全性和精准度。适合极其看重乳房区域毫无瘢痕且愿意接受略长恢复期的患者。

（2）乳晕切口：沿乳晕下缘的色素交界处切开一个 2.5 ～ 3.0 厘米的弧形小口。隐蔽性极佳，利用乳晕和皮肤的颜色与纹理差异，瘢痕愈合后几乎“隐形”，正面难以察觉。精准便捷，路径最短，医生操作直接，可同步进行乳头缩小或提升等手术。有极微小风险，可能轻微影响乳头部分感觉或哺乳功能，对于未婚未育者需慎重讨论。适合乳晕大小适中、不介意乳房区域有微小瘢痕的患者。

（3）下皱襞切口：于乳房下极的皱襞处切开一个2.5～3.5厘米的切口。这是距离假体腔隙最近的路径，医生操作视野最好，创伤最小，手术时间往往最短（最快25分钟即可完成植入），术后恢复也通常更快。隐蔽性相对较低，瘢痕位于乳房下方，平时看不见，但平躺或抬起乳房时可能可见。穿泳衣时可能会露出。适合追求手术效率、创伤最小化，且不常穿暴露下缘服装的患者。

植入位置决定了新家的“地基”是否稳固、居住体验是否舒适；切口选择则决定了“施工队”的入口是否巧妙、是否不留痕迹。这两大关键决策，离不开患者与医生的充分沟通。了解了这些选项背后的逻辑，患者就不再是一个被动的接受者，而是一位积极参与的“共同设计师”。带着这些知识，你将能更自信地与医生一起，绘制出专属的那份完美“施工图”。

（孙晶晶　左晚霞）

第三节　混合双打：自体＋假体强强联合

我们可以将乳房重建比作打造一件精美的雕塑艺术品。在这个过程中，假体就如同雕塑的“内核”，负责提供饱满的体积和挺拔的基本形态；而自体组织则像是覆盖在内核外的“珍贵胚料”，负责赋予雕塑自然的轮廓、柔软真实的手感，以及最为关键的、鲜活的血运。一言以蔽之，“混合双打”在医学上称为“自体组织＋假体联合重建”。它并非简单的材料叠加，而是一种将两者优势创造性融合的高级重建策略，旨在实现“1+1 >2”的最终效果。

一、打法分类：一个丰富的“技术家族”

自体＋假体联合重建并非单一术式，而是一个丰富的“技术家族”。要理解它，我们可以从两个维度来梳理：一是看“主力队员”是谁（自体组织的来源），二是看“战术打法”如何（手术的技术与方法）。

1. 根据“主力队员”分类：自体组织来源　选择哪种自体组织作为“珍贵胚料”，是决定手术方案的基础。

（1）腹部组织来源

1）TRAM 联合假体：利用腹部的腹直肌及其覆盖的皮肤和组织构建乳房。手术过程中，医生会从腹部切取包含腹直肌的皮瓣，然后将其转移到胸部，并在合适的位置植入假体。这种方法不仅能重建乳房形态，还能在一定程度上改变腹部外观，但可能会对腹部肌肉功能产生一定影响。

2）DIEP 联合假体：DIEP 皮瓣手术是近年来较为先进的术式。它主要切取腹部的皮肤和皮下组织，但不损伤腹直肌，只是利用腹壁下动脉的穿支血管来维持皮瓣的血液供应。与 TRAM 皮瓣相比，DIEP 皮瓣手术对腹部肌肉的损伤更小，能够更好地保留腹部肌肉功能，同时也能提供足够的组织用于乳房重建，并且可以结合假体来优化乳房的体积和形态。

（2）背部组织来源：LDMF 联合假体。背阔肌是背部的一块大肌肉，其肌皮瓣可用于乳房重建。手术时，医生会切取背阔肌的一部分及其覆盖的皮肤和组织,将其转移到胸部,并在适当位置植入假体。LDMF 皮瓣的血液供应相对可靠,且手术操作相对较为简便。不过,由于背阔肌的组织量相对有限,可能更适合乳房体积较小的患者,或者作为其他重建方法的补充手段(图 3-3-1)。

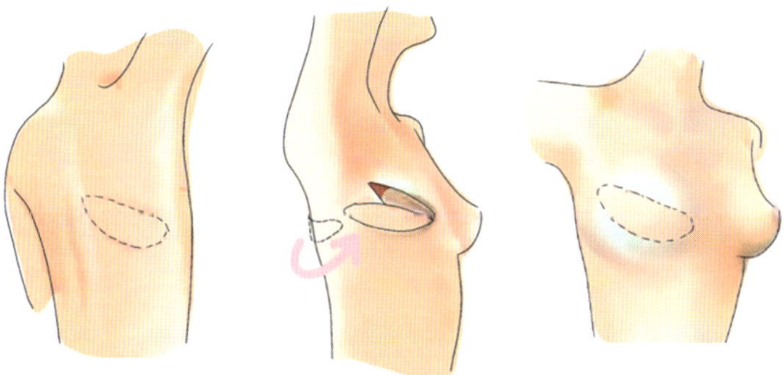

图 3-3-1　LDMF 联合假体乳房重建示意图

(3)大腿组织来源:PAP 联合假体。PAP 皮瓣是从大腿前外侧切取的组织,它包含皮肤、组织和穿支血管。这种皮瓣的组织质地和厚度相对较好,可以用于乳房重建,并且可以与假体联合使用。大腿部位的组织相对较为隐蔽,切取皮瓣后对患者外观的影响较小。然而,大腿部位的血管解剖结构相对复杂,手术难度较高,对医生的技术要求也更高。

(4)大网膜组织来源:大网膜联合假体。大网膜是腹腔内一层富含脂肪和血管的"脂肪帘"。作为联合重建的"主力队员",其核心价值在于改善受区(胸部)的血供和软组织覆盖。通常通过腹腔镜微创手术或开腹手术获取,体表无长瘢痕(仅有几个小孔或隐蔽切口)。血运极其丰富,能为重建区域带来新的血液供应，尤其利于改善因放疗导致的缺血组织环境，促进愈合并降低感染风险。大网膜本身组织量有限，通常不足以单独构建整个乳房。因此，它最主要的角色是作为“血管化组织覆盖物”或“增强器”，包裹或覆盖在假体表面，显著改善假体手感的柔软度和真实性，并有效降低假体边缘显形、包膜挛缩等风险。它特别适用于皮下组织菲薄、既往有放疗史或对体表供区瘢痕有极高要求的患者。

2. 根据“实现路径”分类：手术的具体技术或方法

（1）带蒂皮瓣联合假体：利用蒂部连续血供的“旋转-覆盖”模式。此路径的核心是通过保留血管蒂的连续性，不切断皮瓣的原始血管蒂，将其作为一个“连着活水管的皮瓣”旋转、移位至胸部。血管蒂为其持续提供血液，无需显微血管吻合。该模式的优势在于手术相对简化，避免了显微外科手术的高风险与长时间。但血管蒂的物理长度和旋转弧度是关键限制，它决定了皮瓣能安全覆盖的范围，可能影响乳房下皱襞等关键位置的塑造。这种路径更适用于皮瓣供区与胸部受区邻近、且所需转移距离较短的情况（如用LDMF皮瓣重建同侧乳房）。

（2）游离皮瓣联合假体：基于显微吻合的“自由塑形”模式。此路径通过将皮瓣连同其滋养血管（动、静脉）完全离断，移至胸部，并在手术显微镜下将其血管与胸部的受体血管（如胸廓内动静脉）进行精密的显微吻合，重新建立血液循环。优势是实现了“哪里需要就移到哪里”的完全自由，不受血管蒂长度的束缚，使皮瓣放置和三维塑形达到最优。这是实施穿支皮瓣（如DIEP、PAP）等技术、最大化保留供区功能的前提。其代价是手术时间大幅延长，且高度依赖成熟的显微外科团队。

（3）大网膜联合假体：依托腹腔镜的“血管化内衬”模式。此路径的核心价值是“血运重建”与“精密衬垫”。它并非主要提供体积，而是通过腹腔镜获取血运极其丰富的带蒂大网膜组织，经血管吻合移植至胸部后，将其作为血管化的活体“衬垫”或“包裹材料”，覆盖于假体表面，为假体提供柔软、有生命力的覆盖，极大提升手感真实性，并有效降低假体相关并发症（如包膜挛缩、边缘显形）。它尤其适用于胸壁软组织条件差（如皮肤薄或有放疗史的患者）、对假体手感要求极高或追求体表无长瘢痕的患者，是解决复杂问题的特色技术路径。缺点是需胃肠外科协作，有腹腔粘连、感染风险，且组织量有限。

（4）结合特定假体植入技术

1）假体植入层次的优化：在自体组织联合假体乳房重建中，假体植入的层次可以根据患者的具体情况和手术需求进行优化。例如，假体可以植入在胸大肌后间隙，这样可以利用胸大肌的肌肉组织来覆盖部分假体，减少假体的边缘显形。此外，还可以将假体植入在自体组织皮瓣的下方或部分下方，通过自体组织的覆盖来改善乳房的外观和手感。

2）假体类型的个性化选择：根据患者的乳房形态、皮肤质地、自体组织量等因素，选择合适的假体类型。例如，对于皮肤较薄的患者，可以选择表面较为粗糙的假体，以减少假体的移动和边缘显形；对于希望获得更自然乳房形态的患者，可以选择形状更接近自然乳房的解剖型假体。同时，假体的大小和体积也需要根据患者的身体比例和自体组织的覆盖情况进行个性化调整。

二、为什么选择“1+1＞2”

想象一下假体是“钢筋”，负责提供稳定而饱满的支撑力，奠定胸部的基本形态和体积。自体组织是“混凝土”，负责填充、覆盖和柔化，遮盖坚硬的骨架，只留下柔软自然的手感和外观。假体负责“挺拔”，组织负责“隐形”；当患者皮肤薄、放疗后或天生消瘦时，把自体组织当成“柔焦滤镜”盖在假体上，能使对称率提高、边缘显形率降低——这就是混合双打的魔法。

这种组合的核心优势在于解决了传统手术的三大痛点：一是单纯假体的局限即“边界感”与“僵硬感”，单纯假体在瘦弱、皮肤薄的患者身上可能出现假体边缘显形、波纹感、手感偏硬的问题；二是单纯自体的局限即“拆东墙”与“量不足”，对于想获得较大体积乳房的患者，若自体组织量不足，可能需要牺牲大量背部或腹部组织，创伤大；三是放疗患者面临“包膜挛缩”的风险，放疗会加剧假体周围包膜挛缩的风险，导致乳房变硬、变形、疼痛。

那么，自体联合假体重建是单纯自体组织或者假体重建的“升级版”吗？它并非简单的线性升级，而是一种在特定临床需求下的“优化整合方案”。我们可以从以下三个角度来看：①从适应人群看，它没有取代前两者。对于组织充足者，全自体重建仍是“金标准”；对于不接受任何大创伤者，单纯假体仍有价值；混合重建是解决“组织量不足以完美覆盖假体”这一特定问题的最佳方案。②从目标看，它旨在实现“1+1 ＞2”的效果，即用假体保证容积，用自体组织改善手感和轮廓，综合提升效果。③从技术性质看，它增加了技术的复杂性，是两种技术的结合，而非对原有技术的全面超越。

“混合双打”绝非简单的叠加，而是一种优势互补、协同增效的智慧之选。它通过组合，同时追求了理想的体积、自然的形态、柔软的手感和长期的稳定性，为患者提供了一个介于单纯假体和单纯自体之间的“黄金中间带”，真正实现了形态与功能、短期效果与长期安全的统一。

三、重建信号灯

看“重建信号灯”对号入座，身体亮起“皮太薄、肉太少、射线到”三盏灯中的任意一盏，推荐选择假体和自体组织组合的重建方式。

绿灯区（比较推荐）

1. “皮太薄”　皮下组织厚度＜ 0.5 厘米，单纯假体重建边缘显形风险极高。

2. “肉太少”　BMI ＜ 18.5kg/m^2，体型消瘦，缺乏足够的组织覆盖假体。

3. “射线到”　已经或即将接受放疗，联合重建可提供保护效应。

黄灯区（可以考虑）

1. 对胸部手感、轮廓自然度有极高要求，追求极致效果。

2. 身体其他部位有多余组织，希望一举两得。

红灯区（暂时不适合）

1. 吸烟者　尼古丁会严重影响组织细胞存活，必须术前戒烟。

2. 未控制的糖尿病患者　高血糖影响伤口愈合和组织存活。

3. 全身性胶原代谢疾病　影响组织稳定性。

假体与自体组织联合重建，代表了乳房重建技术中的高阶水平。它通过利用自身组织的优势，弥补了假体技术的局限性，最终实现了功能性与美学性的统一。它不是一种炫技，而是一种基于个体需求的、深思熟虑后的精准方案。当皮肤缺损＞30%、BMI ＜ 18.5kg/m^2 或即将 / 已接受放疗时，联合重建能更好地控制边缘显形率和二次手术率；而吸烟、未控糖尿病或胶原代谢病则是绝对红灯，必须先戒烟 / 控糖再谈手术方案。看懂“重建信号灯”，你就拥有了选择“1+1 ＞2”的底气。

四、两种主流的“打法”

了解“混合双打”的阵容和理念后，让我们聚焦于两位最受瞩目的“明星队员”。它们各有绝技，共同构成了联合重建领域的两大支柱。

1. 组合一：“背阔肌 + 假体”　经典的“全能战士”。

（1）角色定位：坚韧的“肌肉铠甲”，为假体构建一个血运丰富、结构坚实的覆盖层。

（2）核心优势深度解析

1）血供稳定，安全之选：作为“带蒂皮瓣”，它自带血供

"生命线",无需进行精细的血管吻合,成活率高,是重建手术中一张稳妥的"安全牌"。

2)形态雕塑大师:它不仅能增加组织量,更擅长修复乳房上缘与腋窝之间的凹陷(腋前襞),塑造出自然的轮廓,这是单纯假体难以实现的。

3)放疗的"缓冲盾":对于需要术后放疗的患者,背阔肌这层有生命的组织能有效抵御放疗对假体的直接冲击,显著降低由此引起的包膜挛缩、乳房变硬变形等长期风险。

(3)适用人群画像:①自身胸部组织非常薄,皮肤紧致的女性;②已接受或预计将接受术后放射治疗的患者;③同时存在腋窝淋巴结清扫后凹陷问题的患者。

2. 组合二:"大网膜 + 假体"　温柔的"内在王者"。

(1)角色定位:大网膜是腹腔内的"脂肪海绵"。它并非肌肉,而是一片柔软、富含血管和淋巴的脂肪组织。它的角色是作为假体的"天然滋养型衬垫",提供无与伦比的柔软度和生物活性。

(2)核心优势深度解析

1)手感仿真度的天花板:由于其纯脂肪特性,重建后的乳房在手感上最接近真实的乳腺组织,实现了从"形态像"到"感觉像"的飞跃。

2)卓越的并发症管理能力:大网膜具有强大的吸收渗液和抗感染能力,能像"智能海绵"一样,主动吸收创面渗液,从而大幅降低血清肿和感染的发生率。

3)皮瓣的"生命源泉":其丰富的血运能向上"滋养"乳房皮肤瓣,特别是降低乳头乳晕复合体(nipple-areola complex,NAC)缺血坏死的风险,为皮瓣存活上了"双保险”。

4）经济的“天然补片”：它能完美覆盖假体下极，完全替代昂贵的人工补片，如脱细胞真皮基质（acellular dermal matrix，ADM），在提升效果的同时，为患者节省了可观的材料费用。

（3）适用人群画像：①将乳房的自然柔软手感置于首位追求的患者；②非常担忧术后血清肿、感染或皮瓣坏死等并发症的患者；③希望避免使用任何异体或人工材料，追求全自体化重建的患者。

五、微创的“进阶打法”

现代外科的追求，已从“完成重建”升级为“完美重建”。这意味着在追求形态美的同时，必须最大限度地减少创伤、隐藏瘢痕。微创技术，正是实现这一目标的“魔术手”。

1. 技术一：腔镜下的“魔术” 背阔肌的微创获取。

（1）技术揭秘：医生不再需要在背部留下长长的瘢痕。取而代之的是，通过腋窝处一个 4 ～ 6 厘米的隐蔽切口，将腔镜镜头和精细器械伸入背部皮下。医生在高清放大的视野下进行操作，精准地游离整个背阔肌，再将其从腋下切口轻松抽出。

（2）革命性突破：这项技术实现了“背部无痕”的壮举。它将最大的供区创伤巧妙地隐藏起来，仅留下一个位于皮肤褶皱中的、极难察觉的腋下切口，极大地提升了患者的心理接受度和术后美观度。

2. 技术二：腹腔镜的“巧取” 大网膜的微创转移。

（1）技术揭秘：获取大网膜也无需开腹。医生仅在腹壁上做 3 ～ 4 个 5 ～ 10 毫米的“钥匙孔”。通过腹腔镜，他们可以在腹腔内清晰地辨识胃网膜右血管，并像精工雕刻般，将大网膜从胃大弯和横结肠上无损地游离下来。随后，通过一个精巧的皮下隧道，将这片“脂肪海绵”安全地引渡至胸部。

（2）革命性突破：它将一个本需数十厘米切口的手术，转变为仅留有几个微小瘢痕的日间或短期住院手术，为腹部供区的美观度和功能恢复提供保障。

不难发现，“混合双打”的精髓在于智慧的取舍与优势的互补。它巧妙地在假体提供的“理想体积”与自体组织带来的“自然质感”之间找到了平衡点，为患者开辟了一个介于两者之间的“黄金中间带”。我们必须清晰地认识到乳房重建的最终选择，是一场需要医患双方共同参与的、深度个性化的“艺术共创”。医生会像一位顾问，综合评估患者的身体条件（如体型、脂肪分布）、乳房基础、病情（是否放疗）及患者个人期望，而患者则是这场决策的最终决定人。

随着微创技术的不断精进与普及，这种“强强联合”的重建方式正变得越来越精准、安全与美观。它不仅仅是一项外科技术，更是一份献给所有勇敢女性的礼物，在成功战胜疾病之后，它不仅帮助大家重塑身体的曲线，更找回内心的从容与优雅，自信地迎接新生。

（吕春柳　邓诗佳）

— 重生篇 —

拥抱新生活

第四章　重建术后康复宝典

第一节　住院护理秘籍

康复不是冲刺，是需要耐心的过程。关于术后康复的每一个具体担忧，都是重建信心路上需要共同跨越的一步。

一、重塑美丽密码

乳腺重建术，是将“修复”与“重生”融入治疗终章的关键一步。术后住院护理，则是为“重生”筑牢根基的重要环节——它既是伤口愈合、身体复原的“守护期”，也是帮助女性重新接纳自我、重塑美丽自信的“启动键”。这份护理，蕴含三重“美丽密码”。

（一）第一重：“精准守护”的生理密码

从引流管的观察护理、伤口敷料的定期更换，到疼痛的科学管控、饮食的营养支持，每一项操作都围绕“促愈合、防风险”展开。护士会每天查看引流液的颜色与量，如同“解密员”通过细微变化判断恢复进度；医生会依据伤口情况调整用药，让疼痛在可控范围内逐步消退，助力身体在安心状态下慢慢“归位”。

（二）第二重：“温柔陪伴”的心理密码

住院期间，身体不适可能动摇信心，对恢复效果的期待也可能夹杂忐忑。医护人员不仅是治疗者，更是倾听者与

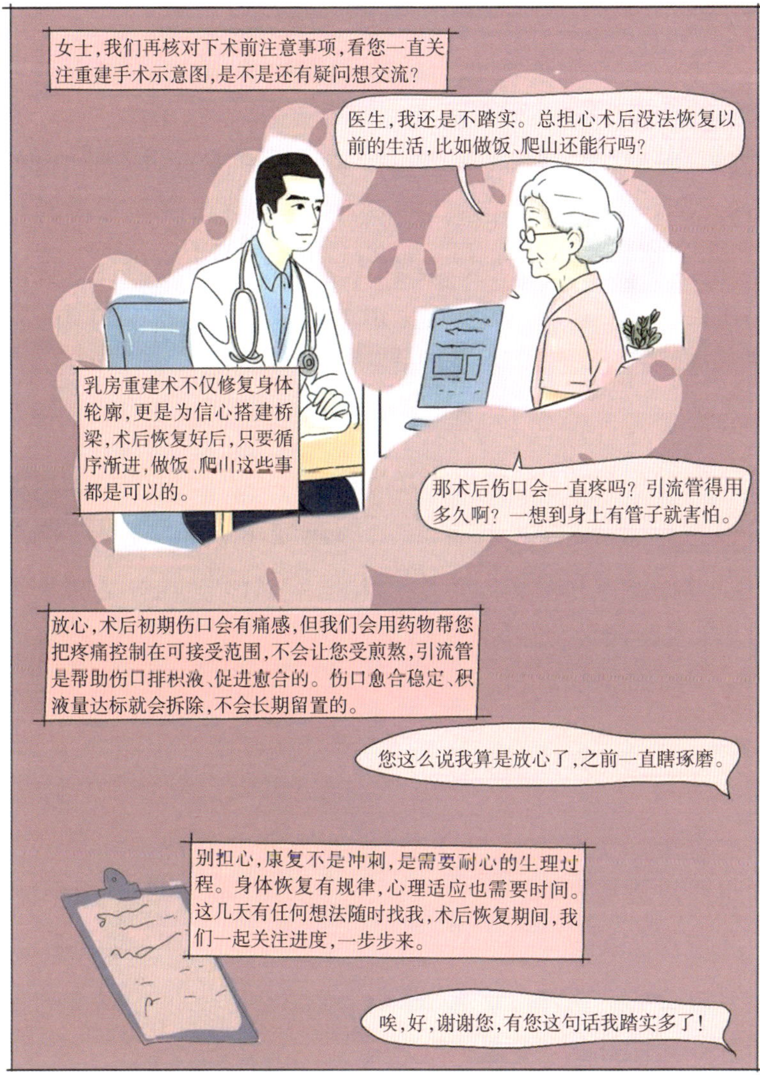

鼓励者：换药时会轻声告知伤口恢复的情况，患者担心瘢痕时会分享康复案例，情绪低落时会递上温水并安慰：“慢慢来，我们陪着你”。这些细碎的陪伴如缕缕微光，驱散对未知的不安，让“重新变美”的信念在心中逐渐扎根。

（三）第三重："携手同行"的康复密码

住院护理并非单向守护，而是医患共同参与的"康复课堂"：护士会手把手教患者术后如何正确翻身、活动肢体，避免影响重建部位；还会叮嘱出院后的护理要点，比如伤口保护方法、轻度活动的起始时间。每一次耐心讲解与细致示范，都是将"康复主动权"交到患者手中，让她们明白，美丽重塑不是被动等待，而是与医护携手向目标迈进的过程。

住院时光虽短暂，却是重塑美丽的坚实起点。在这里，每一次护理都饱含专业温度，每一句鼓励都充满真诚力量。当引流管顺利拔除、伤口逐渐愈合、镜子中的自己慢慢找回熟悉轮廓时，患者便会懂得：乳腺重建术后住院护理，既是助力身体康复的"守护密码"，也是让美丽与信心一同重生的"开启密码"。这段旅程从不孤单——医护与你并肩，守护每一份对美的期待，直至你重新拥抱阳光与完整的自己。

二、皮瓣存活守则

若重建手术采用自体皮瓣（如腹部 DIEP 皮瓣、背部背阔肌肌皮瓣），术后核心任务便是让这块"搬新家"的组织存活。皮瓣如同刚移栽的庄稼，需要充足"水分"（血液循环）与适宜"环境"（无压迫、无感染）才能扎根生长。以下为你详解如何做好"皮瓣园丁"。

（一）皮瓣存活的核心：血液循环是"生命线"

皮瓣从原部位（如腹部）移至胸部后，原有血管断开，医生会通过显微镜将皮瓣小血管与胸部血管连接。唯有新血管通路畅通，血液才能携带氧气与营养"滋养"皮瓣，同时运走代谢废物。若血液循环出现问题，皮瓣会因"缺氧、缺营养”坏死，如同庄稼断水后枯萎。术后 1 ～ 7 天是皮瓣“危险期”，护士会频繁观察，患者也需学会判断血液循环状况，重点关注 3 个信号：

1. 颜色 正常存活的皮瓣呈淡红色或粉红色，与周围皮肤颜色相近。若突然变紫（类似淤青）、发黑或苍白无血色，可能是血管堵塞或供血不足，需立即告知医生。

2. 温度 用干净手背轻触皮瓣，其温度应与周围皮肤相近。若明显变凉，可能是血流变慢，需提高警惕。

3. 肿胀 术后轻微肿胀属正常现象，但若突然肿胀加剧、皮肤紧绷发亮，或突然变软塌陷，失去原有的弹力，可能是血液回流不畅或缺血所致，需及时处理。

建议术后准备小本子，每天记录皮瓣颜色、温度及肿胀情况（例如“上午 9 点：皮瓣淡红，温度与腹部一致，肿胀较昨天减轻”），医生查房时，这些记录能帮助准确判断恢复进度。

（二）影响皮瓣存活的“隐形杀手”

以下这些看似细微的风险行为，可能悄悄影响皮瓣血液循环，需提前了解并规避：

1. 吸烟（含二手烟） 尼古丁会导致血管收缩，如同给刚连接好的“水管”加装“阀门”，直接影响血流。因此术前需戒烟，术后至少 3 个月远离烟草及吸烟环境，为皮瓣存活“让路”。

2. 压迫与牵拉 避免突然用力抬手、扩胸、用力咳嗽等动作，这些行为可能牵拉皮瓣，导致刚连接的血管脱落或扭曲。若感觉绷带过紧（如呼吸困难），需告知护士调整，切勿自行操作。

3. 温度骤变 皮瓣刚“搬家”时较为“娇气”，过冷或过热均不利恢复。保持室温 22 ～ 25℃，为皮瓣创造“舒适环境”，在皮瓣上方加盖保暖的毛毯或浴巾，帮助皮瓣保持固定的温度。

4. 感染　皮瓣周围伤口若感染，炎症会“攻击”血管，影响血流。需严格遵医嘱换药，保持伤口干燥，避免汗水、污水沾染敷料，如伤口渗湿，及时寻求医生帮助换药。若伤口周围红肿、流脓，或体温超过 38.5℃，可能是感染征兆，需立即告知医生。

（三）促进皮瓣存活的“护瓣行动”：5 件你能做的事

除规避风险外，患者还可主动采取措施助力皮瓣“扎根”，这些方法简单易操作，效果显著。

1. 保持正确体位　不同皮瓣对应“最佳姿势”不同。采用腹部皮瓣的患者，术后 1 周内宜半躺（后背垫枕，角度约 30° ），同时屈膝、屈髋（膝盖下可垫软枕），既能减轻腹部伤口张力，又能保障胸部皮瓣血液流通；采用大腿内侧皮瓣的患者，供皮侧腿部髋关节外展卧位；采用背部皮瓣的患者，需避免向患侧躺，防止压迫皮瓣。具体姿势需遵医嘱，护士会现场指导，切勿嫌麻烦——正确体位能减轻皮瓣“负担”。

2. 适度活动，拒绝“躺平”　术后并非越不动越好，卧床时可进行简单活动，如勾脚、伸脚、转动脚踝，或攥拳、活动手腕。医生允许后，可逐步尝试翻身、下床，促进全身血液循环，间接为皮瓣“供血”。需注意：活动时务必“慢”且“轻”，如同树懒般缓慢动作，避免用力，术后 1 个月内勿提重物（建议所提重量不超过 2.5 千克，约一桶食用油的重量）。

3. 科学饮食，为皮瓣“补充营养”　皮瓣生长需蛋白质（如同盖房的砖块）、维生素（如同黏合剂）及水分。术后初期若胃口不佳，可先食用清淡易消化的食物（如小米粥、鸡蛋羹），后续逐步添加瘦肉、鱼类、豆腐、新鲜蔬菜（如西蓝花、菠菜）及水果（如苹果、橙子）。无需轻信“发物不能吃”的说法——只要对食物不过敏，鸡肉、牛肉、鱼虾等均为优质营养来源，助力伤口愈合。每天需饮用 1 500 ～ 2 000 毫升水（约 3 ～ 4 瓶矿泉水），保障血液流通顺畅。

4. 控制血压与血糖　高血压会增加血管压力，低血压会减缓血流速度，二者均对皮瓣恢复不利。若患者本身患有高血压，需按时服用降压药，切勿擅自停药；糖尿病患者需严格控制血糖（高血糖会影响伤口愈合），遵医嘱饮食并定期监测血糖。只有基础疾病得到良好控制，皮瓣才能“安心生长”。

5. 保持良好心态　情绪状态与皮瓣恢复密切相关。紧张、焦虑会促使身体释放“不良激素”，导致血管收缩、免疫力下降。建议每天听 10 分钟轻音乐，或与家人聊轻松话题，即便只是发呆也可以——平静情绪能为皮瓣营造“安稳生长环境”。

术后 1 周内是皮瓣最“脆弱”的阶段，家属也需协助观察，例如夜间帮忙查看皮瓣颜色变化，提醒患者避免压迫伤口。全家共同“护瓣”，能大幅提升皮瓣存活概率。

（四）皮瓣出现问题怎么办：早发现，早处理

即便护理细致，仍可能遇到皮瓣异常情况（图 4-1-1）。此时无需慌乱，早发现、早处理，多数问题可顺利解决。

1. 皮瓣变紫 / 出现花斑 / 苍白　若皮瓣颜色变为暗红、紫红，或出现类似大理石花纹的花斑，需立即告知医生！这可能是静脉回流不畅或动脉供血不足的信号。医生

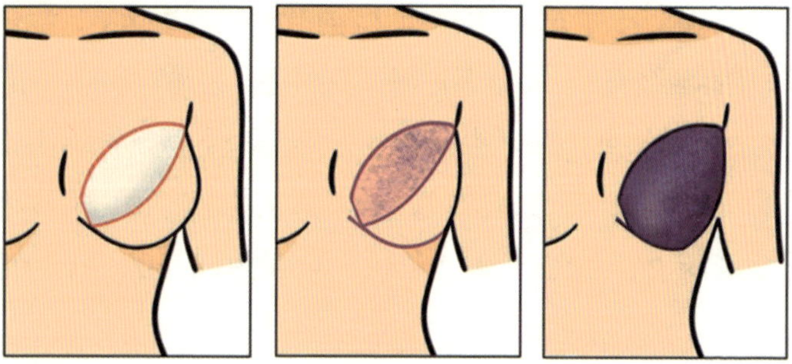

图 4-1-1　皮瓣异常的几种情况

可能会解开绷带减轻压迫，或使用药物改善循环，严重时可能需通过小手术“疏通血管”。

2. 皮瓣边缘发白、变硬　若异常范围较小（如指甲盖大小），可能是局部皮肤“营养不足”。医生会清理坏死的小范围组织，涂抹促进生长的药膏（如生长因子凝胶），周围健康组织会逐步“蔓延”覆盖伤口。只要皮瓣核心部分存活，小范围坏死无需过度担忧。

三、伤口呵护小贴士

手术后，除了正在慢慢恢复的乳房，还要呵护那道还没完全长好的伤口。它就像身体和手术创口“对话”的印记，更是康复信号的“传声筒”——每一点颜色变化、每一滴渗液痕迹、每一次触碰的感觉，都在悄悄告诉你：“我正在努力愈合呢。”回家后，你可能会偷偷琢磨：“这里有点红，算不算正常呀？”“总觉得痒，会不会是感染了？”别觉得这些疑问多余，这正是你认真关注身体、主动参与康复的表现。

了解以下三件事，会让你在护理伤口的每一步，都能走得更安心、更踏实。

1. 学会听懂伤口的“悄悄话”，知道它在“说”什么。

2. 分清哪些是愈合的正常表现，哪些情况需要多留意。

3. 认出感染的信号，知道该怎么及时应对。

（一）观察伤口，要注意哪些信号

不少人一看到伤口红了，就紧张地问护士：“是不是伤口发炎了？”其实，并不是所有“红、肿、热、痛”都是感染的表现。可以用一些小信号来判断（表 4-1-1）。

表 4-1-1 伤口判断小信号

现象	正常恢复	可能异常
颜色	术后 1～2 周，切口及周围淡红或粉红，逐渐转为肤色	若淡红持续超过 2 周仍未减轻，或淡红伴随发热、渗出增多、肿胀加剧、疼痛加重
渗出	清亮或淡黄	浑浊、黄绿、有异味
肿胀	轻度、对称	一侧明显、持续加重
痛感	轻微胀痛、刺痛	加重、持续跳痛
温度	微热	灼热、局部明显升温或低于正常皮肤温度 2～3℃

小建议：每天观察时，可以在手机备忘录上写一句记录，比如“今天粉红、干净”“今天有点刺痒但不红”，积累下来就能判断趋势。

（二）感染的警报灯亮了怎么办

感染是术后最常见、最需要引起重视的问题之一，但也是最容易被误判的。有些红、肿、热、痛，其实是正常的炎症反应，而真正的感染，通常会同时出现这 3 类信号。

1. 颜色改变　伤口变成深红、紫色甚至红色范围持续扩大、颜色异常鲜红或暗红，边缘模糊不清。

2. 渗出物异常 分泌物颜色变黄绿，质地稠厚，且伴有臭味，血性液体突然增加（需排除血肿）。

3. 全身症状 发热（超过 38.5℃）、伤口持续跳痛、乏力、恶心等；炎性指标升高，心率加快、呼吸急促、感到虚弱或意识模糊等。

如果发现这些症状，请不要犹豫，立即联系医生或前往医院，哪怕只是虚惊一场，也比拖延更安全。很多感染早期处理及时，只需调整抗菌药物或加强换药就能恢复；若拖延，可能影响重建组织的成活。

什么情况下必须报告医生

记住这个“5 项提醒”：

（1）渗出物突然变多、变黄绿、变臭。

（2）伤口红肿面积一天比一天扩大。

（3）持续发热超过 38.5℃超过 6 小时。

（4）乳房局部青紫、苍白、皮温低、肿胀明显。

（5）你心里已经开始“不放心”，那就是最好的提示。

不要怕“被笑小题大做”。医护人员宁愿患者多问一次，也不希望患者硬扛出现大问题。

四、管道护理小秘方

术后身上可能会留置几根管道（如引流管、尿管），它们如同“身体的临时通道”，帮助排出积液、尿液，待身体功能恢复后便会拔除。许多患者看到管道会感到害怕，但其实只要掌握正确护理方法，管道并不可怕。

（一）引流管：术后“排积液”的关键

乳房重建手术后，伤口会渗出液体（如血液、淋巴液），若液体淤积在伤口内，易引发炎症，因此医生会放置引流管。引流管一端插入伤口，另一端连接负压引流袋，将积液引出体外。通常会放置 1 ～ 4 根引流管（数量根据手术规模确定），留置时间为 3 ～ 14 天。

1. 引流管的基本结构　引流管材质较软（类似输液管），引流袋为透明小袋子或者小瓶子，袋身带有刻度（方便记录引流量）。引流管与皮肤接触部位用缝线固定（防止脱落），外部粘贴敷料保护。

2. 引流管的日常护理　需重点做好以下 3 件事。

（1）固定妥当，避免牵拉：活动时（如翻身、行走）需格外小心，防止引流管被拉扯（如下床时先拿好引流袋，避免晃动）；睡觉时切勿压迫引流管，可将引流袋挂在床沿（注意高度，避免过低导致管道被拉拽）。

（2）密切观察引流液：重点关注引流液的量、颜色及性状。正常情况下，引流液变化规律为——术后 1 ～ 2 天呈鲜红色（血性），随后逐渐变为淡红色、淡黄色（浆液性），且量逐步减少（每天引流量少于 20 毫升时，通常接近拔管时间）。若引流液突然增多（如单日超过 200 毫升）、颜色变为鲜红色（类似新鲜血液），或出现血块、浑浊状（类似米汤），需立即告知医生。

（3）引流管脱落的应急处理：若引流管不慎脱落，切勿慌张。首先用干净纱布按压伤口，随后立即呼叫医生。医生会检查伤口情况，若积液量较少，可能消毒后重新放置引流管；若已接近拔管时间，也可能不再放置，改用其他方式排出积液。需牢记:引流管脱落后,切勿自行将其塞回伤口,以免引发感染。

3. 拔管后的伤口"收尾"护理　引流管拔除后,伤口会留下一个小伤口,并非"拔管即结束",仍需做好最后护理。

(1)伤口护理:拔管后医生会用无菌纱布覆盖伤口,24小时内切勿碰水,次日若伤口无渗液,可拆除纱布,让伤口"透气"。

(2)循序渐进恢复活动:拔管后可逐步增加活动量(如延长散步时间),但需避免剧烈运动(如弯腰提重物),防止伤口再次积液。

(3)记录"最后一步":将拔管时间、拔管后是否出现不适等信息记录在康复日记中,下次复查时告知医生,这是康复过程的重要记录。

(二)尿管:"不便时"的实用帮手

若手术时间较长,或术后需长期卧床,医生可能会放置尿管(从尿道插入膀胱,引流出尿液),避免患者下床排尿时牵拉伤口。尿管通常在术后 1 ～ 3 天拔除,拔管后患者可恢复自主排尿。

1. 尿管护理:预防感染是核心

(1)保持尿道口清洁:每天护士会帮您用消毒液(如碘伏)消毒尿道口周围 2 次。

(2)控制尿袋高度:卧床时将尿袋挂在床沿(避免接触地面),下床时用手拎着尿袋(高度需低于腹部),防止尿液反流回膀胱(易引发感染)。

(3)观察尿液状况:正常尿液呈淡黄色、清亮状。若尿液颜色变深(如茶色),可能是饮水量不足,需增加饮水量;

若尿液呈红色（带血）、浑浊，或拔管后排尿时感到疼痛，可能是感染征兆，需及时告知医生。

2. 拔管后：别怕“尿不出”　拔管后第一次排尿可能会出现轻微疼痛或不适，无需紧张。可通过增加饮水量（每天 1 500 毫升以上）、听流水声（促进排尿反射），或轻轻按摩下腹部等方式缓解。若拔管后 3 ～ 4 小时仍未排尿，需告知护士，可能需要暂时重新插管，待身体适应后再拔除。

（三）其他管道：遇到了也不用慌

部分患者可能还会遇到其他管道，如输液管（静脉输液）、镇痛泵管（术后止痛），这些管道的护理更为简单。

1. 输液管　切勿自行调整输液速度（速度过快可能引发不适），若针头部位出现肿胀、疼痛，需及时呼叫护士处理。

2. 镇痛泵管　镇痛泵内装有止痛药，若感到疼痛，可按动按钮增加药量（医生会提前设定好安全剂量，无需担心过量）。若出现头晕、恶心（少数患者可能出现的不良反应），需告知医生进行处理。

温馨提示：所有管道均需注意“避免打结、避免受压”。例如睡觉时不要压到管道，穿衣服时将管道从衣服内侧穿过（防止被衣物缠住）。每天花 1 分钟检查管道是否存在异常，能让护理更安心。

五、止痛妙招集锦

乳腺癌治疗路上，疼痛就像个爱刷存在感的“小怪兽”，它可能在术后刀口处偷偷蹦跶，在放疗的皮肤上点火撒野，甚至钻进化疗后的关节里捣蛋，更狡猾的是，它还会藏在你的情绪里，把每一声叹息都变成放大的回响。但别担心，就算这小怪兽再调皮，我们也有让它乖乖缴械的妙招锦囊。

（一）第一式：药物止痛有妙方

术后的疼痛不必强忍。科学、规范地使用止痛药，是恢复过程中的关键一步。疼痛不是“撑过去就好”的小事，而是身体发出的信号。及时止痛，可以减少炎症反应，改善睡眠，提高生活质量，也有助于伤口更好地愈合。在医生和护士的帮助下，我们有 3 种“武器”，可以安全、有效地控制疼痛。

首先，你需要一个“疼痛探测仪”。很简单，在心里给自己的疼痛感打个分，从 0 分（完全不痛）到 10 分（能想象到的最剧烈疼痛）。这个分数就是敌情的“战报”，能帮助我们精准判断，是派“侦察兵”还是“特种部队”。记住，诚实地报告痛感，是赢得这场战役的关键。

1. 第一关：对战“小兵小将”（疼痛 1 ～ 3 分） 战斗初期，疼痛怪兽通常只会派出一些“小兵小将”，在伤口周围搞点小动作，时有时无，有点烦人，但还能忍受。对付它们，无需动用重型武器，而会优先选择非甾体抗炎药如布洛芬、塞来昔布，它们能抑制体内的“疼痛因子”——前列腺素，就像是在火堆上泼一盆冷水，通过“降温灭火”，从而达到减轻炎症反应与疼痛感的目的。

用药提示：①必须餐后服用，此类药物可能刺激胃黏膜，空腹服用易引发胃肠道不适，餐后服药可显著降低消化道不良反应风险。②消化道溃疡患者慎用，既往有胃溃疡、十二指肠溃疡病史者，需经医生评估后选择环氧合酶 -2（cyclooxygenase-2，COX-2）抑制剂（如塞来昔布）等胃肠安全性更高的替代药物。

2. 第二关：击退“精英战队”（疼痛 4 ～ 6 分） 当疼痛

怪兽升级，派出了它的“精英战队”，攻势变得持续而猛烈，让你坐卧难安，甚至影响休息时，单靠“清场小能手”就有点吃力了。医生会考虑联合使用或换用弱阿片类药物，如可待因、曲马多、双氢可待因，这类药物通过激活中枢神经系统内的阿片受体，阻断疼痛信号向大脑传递，相当于在疼痛传导通路上筑起“隔离屏障”，关闭疼痛通道，止痛效果更佳。

用药提示：①可能出现头晕、嗜睡，服药后尽量卧床休息，避免突然起身或进行需要集中注意力的活动；②恶心、便秘要注意，必要时可借助止吐药，同时多喝水、多吃富含纤维的蔬果，预防和缓解便秘。

3. 第三关：决战“终极怪兽”（疼痛 7 ～ 10 分） 手术后 1 ～ 2 天，是疼痛最剧烈的时候，可谓“终极怪兽”级别的终极挑战。这时候，我们需要动用最强大的“王牌武器”，给予最迅猛、最有效的打击。

（1）强效镇痛药物——“核心救援团”主力：当疼痛非常剧烈时，医生会使用强效的中枢镇痛药物，如吗啡、芬太尼、哌替啶、舒芬太尼、羟考酮和氢吗啡酮等。这类药物相较于弱阿片类药物止痛效果更佳，也是直接作用于大脑和脊髓的阿片受体，直接关闭疼痛通道，让怪兽的攻击无效。

（2）患者自控镇痛泵——自主掌控的“智能助手”：为了更好地控制术后早期的暴发性疼痛，医生常会推荐使用一种“患者自控镇痛”（patient controlled analgesia，PCA）泵。这是一种通过按钮控制给药的输注装置，患者在感到疼痛时可以按压按钮，药物会以设定剂量自动输注，帮助缓解痛感（图 4-1-2）。

用药提示：①严格遵循医嘱剂量，输注速率和单次剂量

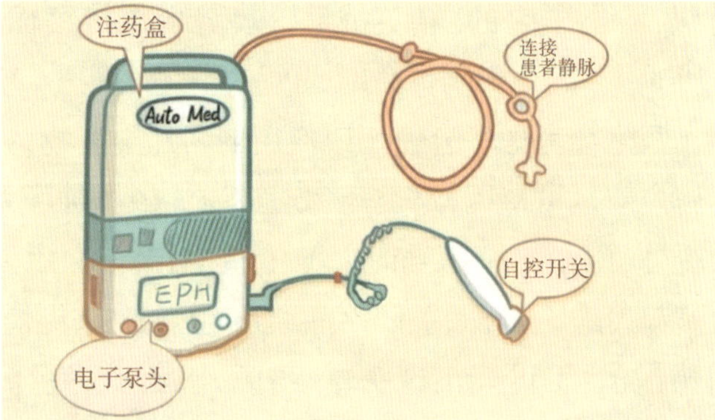

图 4-1-2　患者自控镇痛泵

都由医护人员设定，患者不可自行调节设备参数；② PCA 泵为短期使用，PCA 泵通常只在术后 2 ～ 3 天内使用，当疼痛高峰过去后，医生会根据情况撤除；③及时反馈不适：如在使用过程中出现严重的头晕、恶心、呕吐或呼吸困难等不适，应立刻向医护人员反馈。

（二）第二式：非药物止痛巧应对

1. 体位调整　采用半坐卧位，用靠枕或可调节病床，将上半身抬高约 30° ～ 45° ；在患侧腋下垫一个软枕或卷起的毛巾，使手臂自然稍微外展（打开）；双腿微曲，可在膝下垫一小枕，帮助腰背放松。

2. 穴位按摩　指腹按揉合谷、内关、肩井等穴位，每个穴位按揉 1 ～ 2 分钟，缓慢放松，重复 5 ～ 10 次。穴位按压应以“有酸胀感但不刺痛”为宜，注意避开术后伤口及引流管周围区域，术区不建议按摩。

3. 轻柔伸展活动　术后 3 天起，在医生或康复师允许的范围内，可进行轻柔的肩关节与上肢伸展训练，例如：患侧手臂自然下垂，缓慢向前画小圆圈，每次 5 圈；或双手十指交叉，轻轻举至胸前再缓慢放下。动作以“不牵拉、不疼痛”为度，避免幅度过大。

4. 音乐放松疗法 选择舒缓、轻快的音乐作为背景，每天可聆听 20 ～ 30 分钟，帮助分散对疼痛的注意力，放松紧绷情绪，提升整体舒适感。

5. 深呼吸练习 3 秒吸气、4 秒停顿、6 秒呼气；每天 3 次，每次 3 ～ 5 分钟，可配合听音乐练习。

6. 情绪支持 不要压抑情绪，主动与医生、护士、亲友沟通，必要时进行心理咨询，有时候，说出来就不那么痛了。

（三）第三式：火眼金睛辨信号

乳腺癌术后，轻微的胀痛、牵拉感是很常见的恢复反应，但如果疼痛突然加重，或伴随其他异常表现，就要特别警惕了（表 4-1-2）。

表 4-1-2 不同类别疼痛的原因和应对措施

异常表现	可能原因	应对措施
伤口剧痛、红肿、发热、流脓	伤口感染	立即联系医生，避免炎症扩散
患侧手臂 / 腿部突发肿胀、紫红、按压发硬	深静脉血栓	立即联系医生，不要按摩，防止血栓脱落
服用止痛药无效，甚至疼痛加剧	镇痛方案失效	尽快就诊，调整药物或方法
突然出现胸口刺痛、呼吸困难、心跳加快等症状	肺部栓塞或心脏事件	立即通知医生，不可自行拖延

术后的疼痛不是软弱的表现，而是身体在努力修复的回响。面对它，无需硬扛，也无需忍耐到极限。科学的药物镇痛、细致的护理方法、贴心的身心调节，都可以成为你与疼痛之间的温柔缓冲。

六、营养美味食谱

乳房重建术是一场身体与心灵的“双重重塑”，而营养，就像是一位幕后“调养师”，悄悄帮助修复伤口、增强抵抗力、改善术后疲劳。术后患者可能会出现食欲下降、情绪低落、消化不良，但不要灰心，参考下述一些温和、好吃、好吸收的饮食建议，帮助积累能量，重获活力（图 4-1-3）。

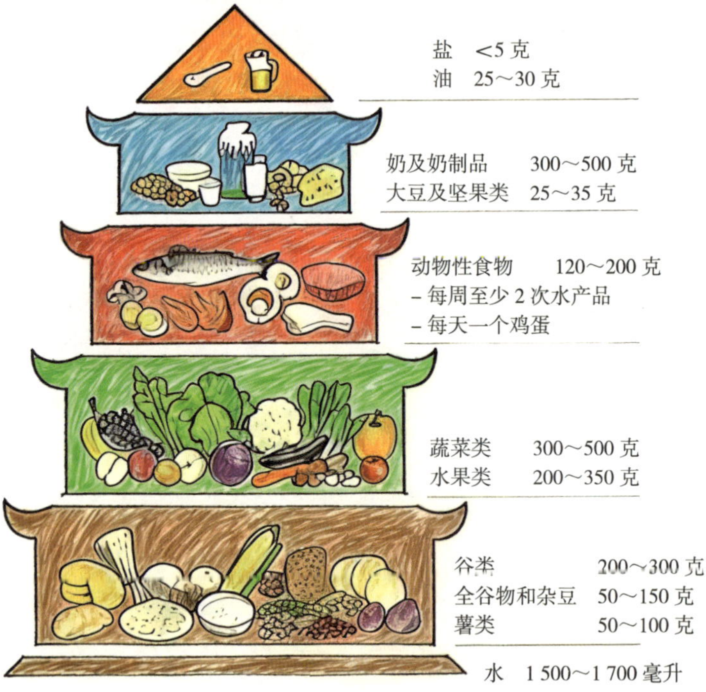

图 4-1-3　中国居民平衡膳食宝塔

（一）重建术后的营养素“重建者”

在乳房重建术后，身体需要一些“特殊”的营养素来帮助它完成修复工作，它们是伤口愈合和体力恢复的关键“重建者”（表 4-1-3）。

表 4-1-3　术后关键营养素

营养素	康复作用	每日建议量	食材推荐
优质蛋白	帮助修复手术伤口、促进胶原蛋白合成、增强免疫力	每千克体重 1.2～1.5 克	去皮鸡胸肉、深海鱼、豆腐、豆浆、鸡蛋、牛奶
抗氧化物（维生素 A/C/E、多酚类）	抵抗术后氧化应激、加速组织修复、减轻术后炎症	蔬菜≥300 克（2～3 种颜色）、水果≥200 克（2 种颜色），合计 500 克，5 种颜色	蓝莓、紫甘蓝、胡萝卜、柑橘类、猕猴桃、草莓、西蓝花
膳食纤维与水分	促进肠道蠕动、缓解术后便秘、帮助代谢激素残留	膳食纤维 20～25 克 / 天，水 1 500～2 000 毫升	全谷物（糙米、燕麦）、南瓜、菠菜、苹果、梨、木耳
ω-3 脂肪酸	抗炎、保护心血管、改善情绪	≥ 500 毫克 / 天	三文鱼、鲭鱼、亚麻籽、核桃、深海鱼油
锌	促进细胞生长与伤口愈合、提高免疫功能	女性建议 8～11 毫克 / 天	生蚝、牛肉、南瓜籽、腰果
铁	补充失血后红细胞合成原料，预防术后贫血	女性建议 15～18 毫克 / 天	动物肝脏、红枣、黑木耳、菠菜

营养吸收小窍门

1. 蛋白质来源建议植物蛋白和动物蛋白搭配。

2. 含铁类食物配维生素 C 丰富的果蔬（如牛肉 + 西红柿）可提高吸收。

3. 鱼类避免生食。

4. 牛奶、豆浆建议选择温热无糖款，避免寒凉刺激。

(二)术后初期(1 ~ 2 周)饮食过渡指南

乳房重建术后的第 1 ~ 2 周,肠胃功能还处于慢慢苏醒的状态。下面这份“饮食过渡指南”(表 4-1-4),就像一份贴心的“康复时刻表”,帮助患者根据术后不同阶段的身体状态,选对适合的食物,既能让肠胃轻松接受,又能给身体补充必要的能量,为伤口愈合和体力恢复打好基础。

表 4-1-4 饮食过渡指南

时间	推荐	原则
第 1 ~ 3 天	易消化优质蛋白:蒸蛋羹、蒸瘦肉饼、酸奶、时蔬	每次少量(100 ~ 150 毫升),每天 5 ~ 6 次,避免腹胀
第 4 ~ 7 天	优质蛋白:糙米饭、清蒸鲈鱼、滑蛋牛肉、白灼虾、时蔬、瓜果	质地细腻,可加少许盐或天然香料(如姜粉)提味,不吃生冷
第 8 ~ 14 天	加强营养、普食适应:虾仁炒鸡蛋、冬瓜山药蒸蛋、时蔬蒸鸡	逐步增加膳食纤维(如煮软的菠菜),避免油炸、过硬食物(如烧饼)

(三)术后饮食误区

问	答
听说豆腐不能吃,会让雌激素太高?	适量摄入大豆制品不会增加复发风险,反而有助于改善营养结构
鸡蛋到底能不能吃?会不会“发”?	鸡蛋是优质蛋白,不属于真正意义上的“发物”,术后更需要蛋白质来修复组织
补汤越浓越好?	浓汤脂肪和嘌呤含量高,建议选择清炖、少油盐的营养汤

乳房重建术后的恢复,不仅依赖医学手术的精细,也离不开一日三餐的细致滋养。科学的营养摄入,是身体修复

的基石，更是支持情绪与体力稳定的重要环节。不需要追求“大补”，也无需过度禁忌，均衡、多样、适量，是术后饮食中最朴素却最有效的原则。

七、体位调整大作战

手术之后，身体在慢慢愈合的同时，也需要一个安全、舒适的“休息姿势”。正确的体位不仅能缓解疼痛、减少牵拉，还能促进切口愈合、减轻水肿和疲劳。

不同的手术方式对体位的要求略有差异。按手术类型一起来“动一动、躺一躺”，掌握乳房重建术后不同阶段的体位调整要点。

在开始之前，请先记住三个通用原则，使用不同术式的患者都适用。

1. 保护患侧　避免患侧手臂高举、外展过度（张开太大）、突然旋转或承重。

2. 保持舒适　任何姿势都不应引起剧痛或强烈的牵拉感。

3. 定时微调　即使再舒服的姿势，也建议每 1 ～ 2 小时轻微活动或调整一下，预防压力性损伤和肌肉僵硬。

（一）掌握正确姿势，为康复打下基础

1. 假体植入重建术　保护假体位置，避免胸部受压。

（1）术后前 3 天：以“稳定假体、减少胸部张力”为核心。

1）保持平卧位，次日晨可下床活动，利于伤口引流。

2）术侧手臂轻放于软枕上，稍稍抬高手臂，保持舒适的功能位，避免手臂自然下垂牵拉胸壁（图 4-1-4）。

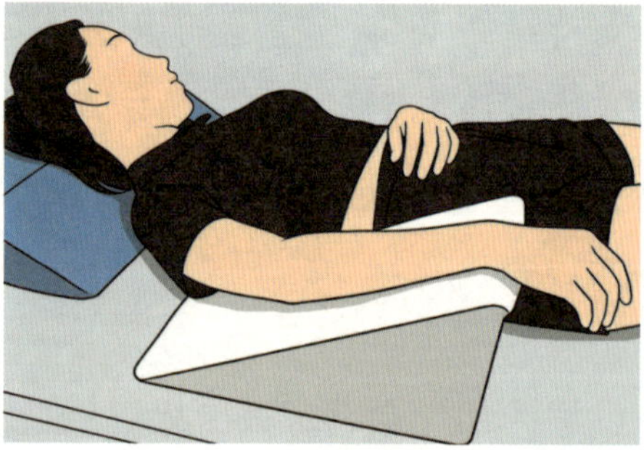

图 4-1-4　患肢功能位

3）术后患者要避免胸部剧烈撞击，避免用力挤压再造乳房，不要俯卧。

4）穿戴大小合适的假体术后专用压力胸衣，帮助假体乳房塑形，防止假体移位。不要穿着聚拢型胸衣等，以防假体移位、破裂。

（2）拔管后 1 ～ 2 周：逐渐增加活动，关注“胸部放松 + 对称承托”。

1）避免俯卧，防止假体受压变形，翻身时动作缓慢，用手轻托胸部两侧辅助转身。不建议过早进行上臂抬高活动，这样可以促进植入物周围形成囊袋，同时为伤口提供充足的愈合时间，还可以避免假体移位。

2）1 个月内建议 24 小时佩戴压力胸衣，1 ～ 3 个月期间可间歇佩戴，3 个月后可更换为大小合适的无钢圈内衣。

3）伤口拆线后患者可对重建乳房进行按摩，按摩力度要轻柔、循序渐进，用手掌托起乳房，由内向外，由下向上行拇指环形按摩，每天两次，每次 20 ～ 30 分钟，可预防假体包膜挛缩及脂肪组织部分变形后形成硬结。

2. 腹直肌 / 腹壁下动脉穿支皮瓣移植术　兼顾胸部与

腹部供区保护。

（1）术后前 3 天："双区保护"是关键。

1）取屈髋屈膝半坐卧位，上半身抬高 45° ～ 60°，下肢抬高 30°，腘窝下垫软枕，腹部和大腿夹角略大于 90° 为宜，减轻腹部伤口张力（图 4-1-5）。

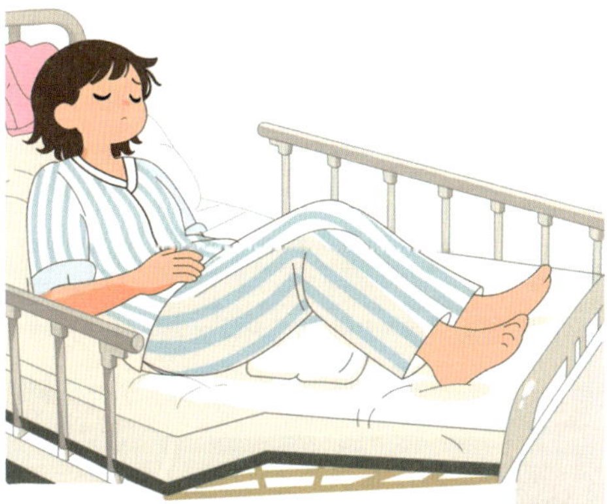

图 4-1-5　屈髋屈膝半坐卧位

2）根据受区吻合血管决定肢体摆放角度，胸廓内动脉为受区血管时，患肢处于功能位，稍抬高，胸背动脉为受区血管时患肢外展，稍抬高，与胸壁呈 30° ～ 45°。

3）腹部供区用弹性腹带 / 弹力衣裤加压包扎，减轻腹部切口张力。

（2）拔管后 1 ～ 2 周：缓慢增加活动，保护腹部愈合。

1）起床时先侧身，用健侧手臂支撑慢慢坐起（避免直接用腹部力量起身），起身过程中保持上半身与床面呈 45°，减少腹部用力。

2）为预防腹部切口受牵拉损伤，术后早期采取弯腰屈膝姿势进行离床活动，逐步过渡至直立行走。

3）DIEP 穿戴弹性腹带 / 弹力衣裤，术后至少穿 1 ～ 3 个月。

4）避免剧烈咳嗽和打喷嚏，咳嗽时用手保护腹部切口，以减少切口张力。

5）预防便秘，必要时辅以缓泻剂维持排便通畅，以预防腹压骤增对切口的影响。

3. 股深动脉穿支皮瓣移植术　兼顾受区与大腿供区保护。

（1）术后前 3 天：以“大腿供区保护 + 预防血栓”为核心。

1）采用大腿内侧皮瓣的患者，供皮侧腿部髋关节宜外展，膝关节下垫软枕，以减轻腿部张力，有利于伤口愈合（图 4-1-6）。

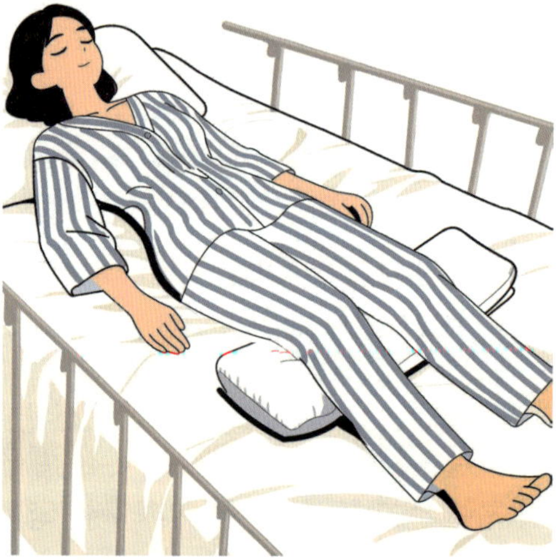

图 4-1-6　PAP 乳房重建术后卧位

2）术后第 1 天保持术侧下肢相对制动，避免大腿过度外展、内收及旋转动作，翻身及移动时用手轻托大腿供区，保持动作轻柔。术侧下肢在协助下进行被动及主动踝泵运动、股四头肌等长收缩训练。

3）术后第 2 天指导患者进行床上腿部运动，包括双侧下肢主动抬腿、膝、踝关节屈伸活动。

4）大腿供区可使用弹性绷带或专用弹力裤加压包扎，压力均匀适度，减少切口渗血及血肿形成，同时需密切观察术侧下肢血运、温度及肿胀情况。

（2）拔管后 1 ～ 2 周：逐步增加活动，保护供区愈合。

1）术后第 3 ～ 5 天在医护人员指导下可下床活动，初期需使用助行器或拐杖，避免供区肢体过度负重；活动时保持上半身直立，步态平稳，避免供区肢体用力蹬地或突然发力。

2）为预防供区切口裂开，起身、坐下时保持屈膝屈髋姿势，避免供区大腿突然伸直或过度负重；上下楼梯时健侧先上，术侧先下，减少术侧大腿肌肉收缩强度。

3）进行渐进性大腿功能锻炼：术后 1 周内以踝泵运动、直腿抬高运动为主；1 ～ 2 周逐步增加膝关节屈伸活动范围，但避免负重；2 周后根据愈合情况逐步增加负重训练。

4）避免剧烈跑跳、深蹲、盘腿坐等大范围髋关节活动，防止供区瘢痕增生及皮瓣移位；避免术侧大腿长时间受压或摩擦。

4. 背阔肌皮瓣移植术　关注背部供区与肩部活动。

（1）术后前 3 天：以“背部放松 + 肩部稳定”为核心。

1）应尽量采取健侧卧位，以避免皮瓣受压，可在臀部和肩背部使用小软枕垫高，使供区悬空（图 4-1-7）。

2）术后第 1 天可调高床头，取半卧位，注意避免皮瓣受压，可下床行走，注意挺直腰背，促进皮瓣贴合。

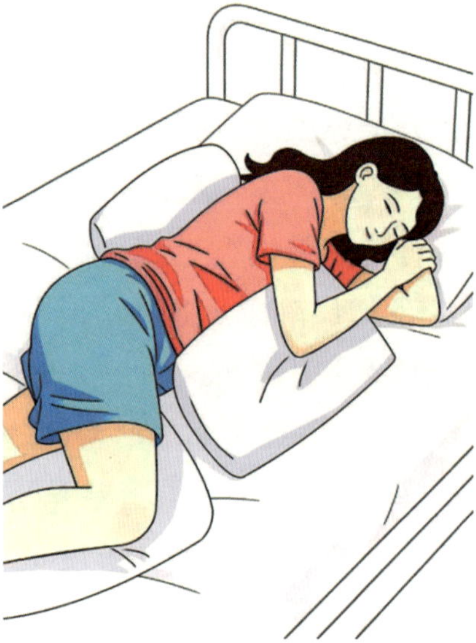

图 4-1-7　健侧卧位

（2）拔管后 1 ～ 2 周：逐步放松肩部，避免背部久压。

1）不宜过早做剧烈运动。逐渐加强腹背部肌肉力量的锻炼，纠正不良姿势，注意腰背活动的自我保护。

2）活动背部自然挺直，避免弯腰驼背，术侧肩部自然放松，避免耸肩防止牵拉背部供区伤口，并促进皮瓣更好地贴合。

3）避免过早地大幅度肩关节活动，防止牵拉背阔肌皮瓣，背部供区避免长时间受压或摩擦。

温馨提示

1. 体位调整时动作切记要慢，避免突然转身或起身。

2. 若调整体位后出现皮瓣颜色异常（苍白 / 青紫）、供区疼痛加剧，需立即告知医护人员。

（二）术后体位这些“坑”要注意

问题1：术后是不是越少动越好，越躺着越安心？

回答：不对哦！术后早期当然需要休息，但长期保持一个体位反而会带来问题，比如背部酸痛、下肢血栓风险增加，甚至患侧肢体肿胀。

【正确做法】每2小时轻微调整一次体位，如抬抬手臂、变换腿部支撑角度、左右微转身体等。

问题2：我的手臂垂在床边最舒服，这样可以吗？

回答：不可以哦！患侧手臂下垂会加重肩部牵拉和术区水肿，长时间悬空还可能影响血液回流。

【正确做法】将患侧手臂垫在小枕或卷毛巾上，保持与胸部等高或略高的位置，更安全也更舒适。

问题3：塑身衣穿得越紧越好吗？

回答：这是错误的做法！术后内衣或塑身衣确实能帮助组织贴合、稳定重建区域，但“勒得紧”并不等于恢复快。过紧会压迫伤口、影响呼吸与血液循环。

【正确做法】选择医生推荐的术后专用内衣，松紧适度、有弹性、透气性好是关键。

问题4：趴着睡最舒服，我术前就习惯这样睡，能继续吗？

回答：强烈不建议！趴睡会直接压迫术区，术后1个月内尤其危险，容易导致假体移位、皮瓣血供受压，甚至使恢复延迟。

【正确做法】仰卧或健侧卧位入睡，合理使用抱枕、靠垫来支撑身体，既安全又放松。

乳房重建术后的每一个“姿势”，看似微不足道，却在无声地影响着恢复的速度与舒适度。一块托住手臂的小枕头，一个抬高角度的靠垫，一次及时的坐姿变换——这些简单的调整，正是身体最需要的呵护。体位调整不是要求患者时时刻刻保持“标准姿势”，而是在恢复过程中学会倾听身体的反馈，选择更舒适、更安全、更省力的方式去坐、去躺、去动，照顾好身体，不在于做得多完美，而是每一步都愿意为自己轻轻调整。它不止是对术区的保护，更是对身体的温柔回应。

八、早期锻炼小心思

手术后，患者可能会想好好休息，避免任何活动。但事实上，科学、适度的早期锻炼对康复非常重要。它就像是身体的“唤醒操”，能帮助减轻肿胀，让伤口恢复得更快，并防止因为长时间不动而导致的关节僵硬。以下内容将教你在术后早期（尤其是拔管后前 2 周内），如何科学、安全地迈出恢复的第一步。

（一）小小锻炼，康复的起点

很多人在术后都会有这样的疑问：“我是不是该躺着静养，不动为好？”其实不然。乳房重建术后，适度的早期活动不仅不会延缓恢复，反而是身体恢复力量、预防并发症、稳定情绪的重要一步。正确适量的运动能够帮助身体“重新开机”，因此，我们在条件许可的情况下，应该尽可能地早期下床活动，开启术侧肢体的功能恢复锻炼，其具体功效主要表现在以下几个方面：

1. 促进血液循环　帮助下肢血液回流，降低静脉血栓风险。

2. 减少术后水肿　手术区域或手臂的肿胀往往与血液

和淋巴循环有关，动一动，比完全不动恢复得更快。

3. 改善呼吸和代谢功能　早期坐起、深呼吸，有助于预防肺部并发症。

4. 减少便秘、肠胃胀气　稍微走动可以刺激肠道蠕动。

5. 增强体力和恢复信心　哪怕只是短暂站立和几步小走，也会让你慢慢找回"控制身体"的感觉。

6. 稳定情绪　适度活动有助于缓解术后的焦虑、抑郁、无助感，重新建立生活节奏。

（二）早期锻炼"三步走"

早期锻炼的奥秘在于，它能在不影响伤口愈合的前提下，帮助身体找回平衡。根据术后恢复情况设计的"三步走"方案，以及医护人员的建议和自身感受，循序渐进地进行练习。

1. 第一步：卧床期（术后 1 ～ 2 天）——床上的"微"运动

（1）脚踝运动：在卧床时，可以尝试做最简单的脚踝屈伸和环绕动作。比如，像踩油门一样，双脚交替向前、向后用力压、勾脚尖，或者轻柔地转动脚踝。这些小动作能够促进下肢血液循环，预防静脉血栓的发生（图 4-1-8）。

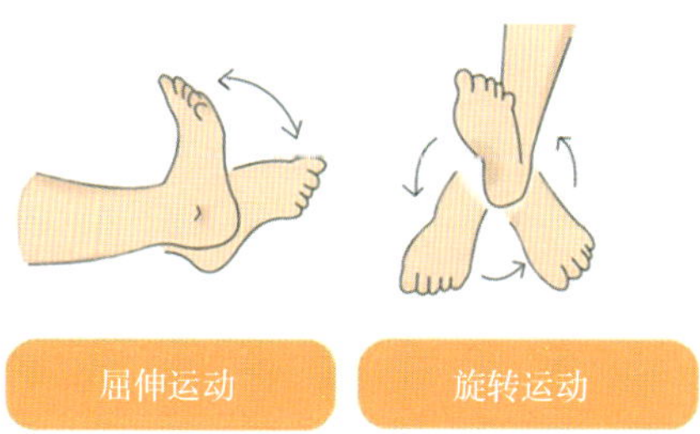

图 4-1-8　脚踝运动

（2）手部运动：保持手指和手掌的灵活性也非常重要，可以做一些简单的握拳、张开手指的动作，或者用另一只手轻柔地按摩手指（图 4-1-9）。

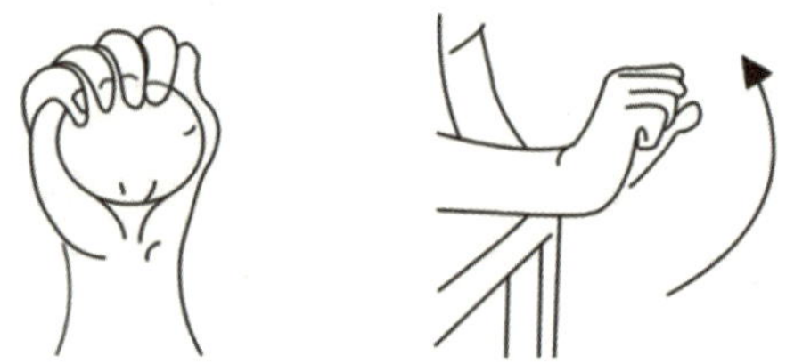

图 4-1-9　手部运动

（3）深呼吸运动：躺在床上，将一只手放在腹部，另一只手放在胸部。吸气时，让腹部鼓起；呼气时，让腹部凹下。这种腹式深呼吸有助于改善肺部通气，预防肺部感染。

2. 第二步：下床期（术后 3 ～ 10 天）——肩关节的“温柔”唤醒

（1）肘关节运动：术后 3 ～ 4 天可以进行前臂伸屈运动，慢慢把前臂抬到胸前，再缓缓放下，就像平时端杯子喝水的动作，幅度不用太大。

（2）肩关节前后运动：术后 5 ～ 7 天可以使用患侧手摸对侧肩、同侧耳，前后小幅度活动肩关节。

（3）肩关节外展、屈曲、环绕：术后 8 ～ 10 天，身体站直或坐直，将手臂从身体两侧慢慢向外打开，抬高到舒适的位置，然后慢慢放下，将手臂从体前慢慢向上抬高，抬高到舒适的位置，然后慢慢放下，以小幅度向前或向后画圈，就像在转动肩膀一样。注意，不要超过 90°，全程动作要缓慢、轻柔。

3. 第三步：康复期（术后10天后）——循序渐进的“小”挑战

（1）墙壁爬行：面向墙壁站立，将双手放在墙上，像蜘蛛一样，用手指慢慢向上“爬行”。当感到轻微拉伸时，停止，然后慢慢“爬”下来（图4-1-10）。

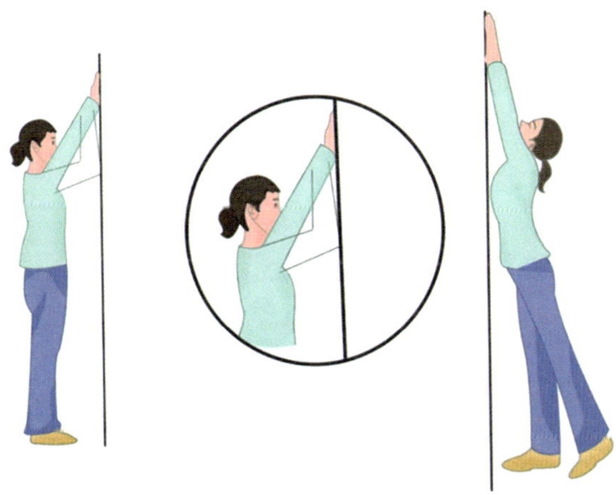

图4-1-10　墙壁爬行

（2）毛巾操：准备一条毛巾，用双手握住毛巾两端，在背后进行上下拉伸，或者将毛巾举过头顶，左右摆动。

（3）居家活动：在身体状况允许的情况下，可以开始进行一些简单的居家活动，如短距离的散步、整理简单的物品等。

（三）锻炼前的小准备

锻炼前轻轻准备，让身体“上线”。

1. 穿着要轻松　建议穿宽松柔软、透气性好的家居服，避免紧身衣物压迫术区或影响肩膀动作。

2. 环境要安静　选择一个通风、明亮、不嘈杂的空间，活动前先坐下来，深呼吸几次，安定心神。

3. 提前热身

（1）可在活动开始前轻轻活动腕关节、踝关节。

（2）肩部微微耸动几次，让肌肉"醒一醒"。

（3）有条件的情况下，可用温毛巾热敷肩部或背部 2～3 分钟，帮助肌肉放松。

（四）锻炼后缓缓收尾，让身体"归位"

1. 动作不宜戛然而止 完成一组动作后，可以原地走动 1～2 分钟或坐着放松双肩。

2. 做个"小拉伸"

（1）手指轻轻张、握。

（2）手臂向前或向下伸展，停留 5～10 秒。

（3）颈部轻轻左右转动几次，缓解紧张。

3. 热敷放松患侧肌群

（1）如术区周围有轻微紧绷感，可使用热毛巾或低温热敷贴敷在肩部或背部 10 分钟，帮助血液循环。

（2）注意避免直接敷在切口区域，以防感染或刺激。

（五）早期锻炼的生活训练场

1. 起床时 练习"翻身 - 坐起 - 站立"的协调配合。

（1）建议采用侧卧起身法：先侧身转向健侧，然后双腿滑至床边，再一手支撑床面坐起。

（2）坐起后静坐 30 秒，让身体适应体位变化，避免头晕眼花。

（3）起身动作越慢越好，每一个环节都是下肢、躯干、肩膀的参与。

2. 洗漱时 练习肩部微动和站姿平衡。

（1）如果站立不稳，可在洗漱台前放一把小凳，坐着刷牙、洗脸。

（2）洗脸、挤洗面奶、洗手，每一个“举手、伸臂、转腕”的动作，都是温和的患侧上肢练习。

（3）注意不要猛抬手，动作轻柔、不扭曲身体为原则。

3. 进餐时　练习手腕灵活与坐姿稳定。

（1）坐姿时，保持背部挺直、患侧手臂放在桌面或抱枕上。

（2）患侧手臂适度参与吃饭动作（如稳住餐盘、握筷夹轻物），训练手指、手腕控制能力。

（3）不强迫活动，但鼓励“轻参与”。

4. 看电视时　别忘了做一做“遥控器操”。

（1）将遥控器放在患侧座椅旁，每次换台都用患侧手臂做“前伸 - 拿取 - 放下”的动作。

（2）看广告间隙，轻轻耸肩、转头、握拳、抬臂，都是“隐形训练”。

（3）建议每坐 45 分钟起身走动 2 分钟，活动关节、防止僵硬。

（六）不同术式的活动小提醒

乳房重建术方式不同，早期活动的节奏和注意事项也略有差异。术后不能一味照搬别人“怎么做”，而应根据自身手术方式、医生建议进行调整。以下是常见的两种术式在活动上的个别提醒。

1. 植入假体　轻柔为先，避免压迫和过度牵拉。假体重建的前期，植入物仍在“稳定”过程中，组织需要时间与其贴合。这意味着术区应尽量避免早期强烈动作，活动应更温和、更循序渐进。

（1）起床、坐起、抬手等动作尽量慢，有拉扯感时立即停下。

（2）术后前2周避免手臂大幅度上举（特别是高过肩膀）。

（3）尽量避免“抱娃”“提重物”“推拉门窗”等动作。

（4）睡姿推荐仰卧或健侧卧，避免挤压假体部位。

（5）假体偏移/变形可能在过度活动下发生，有任何不适应及时联系医生。

2. 皮瓣重建　供区也要“康复参与”。皮瓣重建通常伴随从身体其他部位移植组织，如腹部、背部、大腿等区域。这些供区也是术后活动的重要关注点。

（1）腹部皮瓣：避免早期拉伸腹部，如仰卧起坐、弯腰捡东西。

（2）可采用轻微靠枕坐姿代替久站。

（3）背部皮瓣：避免旋转、过度抬肩等动作，睡觉时可在背后垫软枕。

（4）大腿皮瓣：注意保护缝合口，避免长时间站立或腿部交叉压迫。

（5）穿戴弹力绷带或塑身衣时要根据医生指示，保持适度压迫但不影响血液循环。

早期活动并非一场剧烈的“大作战”，而是一次循序渐进、温柔细致的自我探索，不是为了“做多少”，而是为了“做得对、做得稳”。哪怕只是动一动手指、坐起来深呼吸几次、拿遥控器换个频道，这些看似微小的动作，都在悄悄唤醒身体的修复力。在整个康复期间，请保持与医护人员的有效沟通。科学、安全的早期活动，不仅能帮助恢复身体功能，更能帮助找回对生活的掌控感。

（彭丽丽　廖美双　许丽琼）

第二节　居家康复手册

一、乳房养护课

手术完成后，不少人会松一口气觉得“总算不用再担心了”，但其实，乳房重建手术只是康复旅程的“第一站”，远不是终点。重建后的乳房，就像刚移栽到土里的小树苗——虽然已经稳稳栽下、根基扎实，但它能不能在你身体里“安稳扎根”“健康生长”，还需要每天的细心照料。而照料的第一步，就是学会观察它、读懂它的“小信号”。

（一）为什么要观察乳房

有时候你可能会想：“看不看都一样，反正医生都处理好了”。但其实术后的乳房也会“说话”——它会通过形状、颜色、温度、手感的微小变化，悄悄告诉你它过得好不好。

这些变化里，有让人安心的“好信号”，比如“今天比昨天不那么肿了”“颜色比一开始淡了些”“按压时不再有刺痛感”；也有需要留意的“提醒信号”，比如“这里突然多了块硬硬的地方”“局部变热、发红了”“渗出物比之前多了”。一旦出现这些“提醒信号”，往往意味着伤口恢复可能不顺利，存在感染、积液或血肿的风险。

遇到这种情况别拖延，最好第一时间联系医生，必要时及时去医院复查。其实不用花太多时间，每天给它 3 分钟，按“看一看、摸一摸、比一比”的简单方法检查(表 4-2-1)，就能更早发现小问题，也能更踏实、安心地走好康复的每一步。

表 4-2-1　三步观察法

步骤	怎么做	看什么
看	对着镜子检查乳房外形和皮肤	左右是否对称、有无发红发紫、有无凹陷或凸起
摸	坐位或仰卧，用手指腹轻轻按压	是否发热、有无肿块、有无明显硬结或触痛
比	和前一天的状态做比较	有无忽然多渗液、颜色是否更深了、疼痛是否更剧烈

(二) 什么时候看最合适

每天找一个固定的安静时刻来观察它吧——比如沐浴之前，或是睡前片刻。当房间光线明亮、心情也归于平静时，正是与身体温柔对话的好时机。可以顺手用手机拍张照片，存进一个专属相册；也可以简单记下一两句话，比如：“今天好像比昨天更柔软了一点”“颜色渐渐接近熟桃子的暖粉色”。

慢慢地，你会发现乳房的每一天都在悄悄变化，而你也在一天天地更熟悉它、更接纳它。它不再只是“一个手术的结果”，而是真正重新成为身体里，有生命、有故事的一部分。

(三) 如何给乳房按摩

摸清了乳房的“小信号”，下一步就可以给它来场温柔的按摩了。重建后的小树苗，需要耐心滋养才能长得好，而按摩，就是那双“温暖的手”，帮它打通血液循环，缓解水肿，预防硬化，让乳房慢慢变得柔软又自然。

1. 为什么要按摩　①让血液、淋巴“动起来”，帮乳房更快消肿；②预防组织硬化，保持乳房的柔软；③预防包膜挛缩：假体植入后，人体会对假体产生包裹反应，形成包膜；④帮助患者慢慢熟悉它的手感，更快接纳这个“新伙伴”。

2. 什么时候可以开始　不是手术一结束就能立刻按摩！务必先征求医生意见。一般需等待切口愈合良好、没有明显渗液或感染风险后，由医生确认方可开始（一般是在出院后的半个月开始的）。

3. 怎么做——三步温柔法

（1）热身：双手搓热，保持温暖。

（2）由外至内，由内至外：将双手交叉手掌放置于乳房外侧，由外至内轻轻推动，缓缓放开。反方向由内至外轻轻推动，缓缓放开，重复 3 ～ 5 次。

（3）由上至下，由下至上：从锁骨下方，慢慢向下推动；而后用手掌托起乳房，轻轻向上推，保持几秒钟再缓缓放开，重复 3 ～ 5 次。

（4）顺时针、逆时针按摩：将手掌置于胸外侧，围绕乳房向内向上旋转按摩，缓缓放开。而后反方向围绕乳房向内向下旋转按摩，缓缓放开。每次动作 3 ～ 5 秒，重复 3 ～ 5 次。记住原则是轻柔、不疼、能放松。

4. 注意事项

（1）要是乳房突然发红、发热、疼得厉害，立即停止按摩。

（2）没长好的切口、有渗液的地方，绝对不能按摩。

（3）按摩时摸到异常硬块，或乳房形状突然变了，赶紧联系医生。

一开始，可能只是按流程完成按摩，但慢慢会发现：指尖触到的不再是陌生的触觉，更像一场无声的交流——像是在轻轻安抚它，也在悄悄抚平自己心里的不安。其实按摩不只是为了松粘连、促循环，更是和身体的温柔对话，是和这片“重建的地方”建立信任、找回亲密的安静仪式。

（四）乳房为什么需要呵护

很多时候，手术前患者可能会想：“只要手术顺顺利利结束，身体自然能慢慢恢复成原来的样子。”但其实，乳房重建更像在自己身体里亲手搭建一座只属于你的小房子——手术只是搭好了房子的支柱和框架，而接下来的日子里，这房子是否通风明亮、排水顺畅、里外干净，甚至以后怎么给它添点色彩、放些柔软的布置，都需要患者参与其中。

就像每天推开窗户迎接阳光，轻声和重建乳房打个招呼，它才会在关注下，安安稳稳、踏踏实实地长成生命里真实又柔软的一部分。你或许也会经历这样的阶段：一开始不敢直视镜子里的自己，总觉得身体变得陌生又遥远。但随着时间一天天过，你看着那片肌肤慢慢褪去红肿、渐渐变得平整、触感也越来越柔软……你的心好像也会跟着慢慢静了下来。

（五）对新乳房陌生怎么办

手术愈合后，你可能会对镜中的“新乳房”感到陌生：它形态完整，却缺乏往日的触感反馈，按压无知觉、触碰无呼应，甚至日常中会下意识回避触碰。其实这份陌生感并非不接纳，而是身体与心灵经历创伤后的正常适应，无需过度焦虑。

首先，接纳“陌生”与“无感觉”的共存。重建术后的感觉缺失，源于神经末梢损伤，无论自体组织移植还是假体植入，神经修复都需要数月甚至数年。请放下“必须恢复原有感觉”的执念，接纳它的“不完美”，才是建立联结的第一步。每天花 3 ～ 5 分钟，平静观察镜中的它，不评判、不催促，像认识新朋友般感受它与身体的衔接。

其次，用“循序渐进的触碰”打破隔阂。不必追求快速亲密，从轻微接触开始：穿衣选柔软棉质款，让布料自然摩擦乳房区域；洗漱后涂身体乳时，用掌心轻缓打圈擦拭，专注皮肤与手掌的摩擦，而非纠结“是否有感觉”；独处时，用手指缓慢划过乳房轮廓，传递“我接纳你”的信号。

同时，重新定义乳房的“意义”。重建后的乳房，核心价值是“完整感”——它帮你找回身体平衡，抚平创伤印记。可以做些正向关联：选一件舒适喜欢的内衣，给予安全感；和信任的人倾诉感受，放下对“完美”的执念；甚至记录重生后的身体状态，强化接纳心理。

神经修复本就缓慢，或许某个瞬间，你会感受到衣物摩擦的轻微刺痛、热水冲刷的温热感，这些都是身体“唤醒”的信号。请记住，无论感觉是否恢复，这个新乳房都是你对抗疾病的勋章，是身体不可分割的一部分。

最后，给自己足够宽容。熟悉新乳房就像重建亲密关系，无需强迫自己立刻适应，也不必为偶尔的疏离而自责。当你放下焦虑，以温柔对待身体，陌生感会慢慢消散，取而代之的是“它就是我”的亲密联结。

二、伤口侦探社

无论采用皮瓣移植还是假体重建，术后都会留下伤口。伤口如同“刚建好的小房子”，需精心呵护才能坚固耐用。以下介绍如何让伤口从“红肿渗液”逐步恢复至“平整光滑”,少走弯路。

(一)日常护理的 4 个关键:避免伤口发炎

伤口发炎不仅会引发疼痛,还可能影响皮瓣存活或假体恢复,做好以下 4 件事,可大幅降低发炎风险。

1. 换药:严守“无菌操作” 换药并非简单更换纱布,核心是避免细菌污染。建议前往医院由医生或护士换药,需先彻底洗手(用肥皂搓洗 20 秒以上,涵盖指尖、手背),使用医生开具的消毒液(如碘伏),以伤口为中心,由内向外画圈擦拭消毒(棉棒使用一次后立即丢弃,不可来回擦拭),随后用无菌纱布覆盖,胶带固定时切勿过紧(预留少量透气空间)。

2. 洗澡:坚守“伤口不湿水”底线 术后 1 ～ 2 周内(具体时间需根据伤口愈合情况确定),伤口禁止碰水。若需清洁身体,可采用“擦浴”方式——用湿毛巾擦拭无伤口部位,避开胸部及供皮区(如腹部、背部)。待医生确认“可洗澡”后,选择淋浴(避免浴缸泡澡),水温控制在 37℃左右(以不烫皮肤为宜),使用温和沐浴露(避免使用肥皂,刺激性较强),轻轻冲洗伤口周围,洗完后用干净毛巾“蘸干”(切勿擦拭,防止毛巾摩擦伤口),随后涂抹药膏或粘贴瘢痕贴。

3. 穿衣:遵循“软、松、净”原则 选择纯棉、宽松的衣物,避免化纤材质的衣物摩擦伤口;衣物需每天更换,保持清洁(尤其是夏季出汗较多时);脱衣服时动作放缓,防止衣物边角钩到伤口或敷料。

4. 观察:警惕“红肿热痛”信号 每天花 30 秒观察伤口:是否突然红肿加剧、是否有发烫感、疼痛是否比以往更明显、是否出现流脓(黄色、绿色黏稠液体,可能伴有异味)? 若出现上述情况,大概率是伤口发炎,需立即就医,切勿自行涂药。

(二)应对伤口"小麻烦":渗液、结痂、瘙痒的处理方法

伤口恢复过程中,难免出现一些小问题,无需慌张,按以下方法处理即可:

1. 渗液增多　术后初期少量渗液属正常现象,只要渗液量逐步减少、颜色逐渐变浅(红色→粉红色→淡黄色),便无需担忧。若渗液突然增多、颜色变深(如鲜红色),可能是伤口愈合不良,需用干净纱布轻轻按压伤口(切勿用力按压),随后立即告知医生。日常可在敷料外垫一块干净棉垫(避免使用卫生纸,易掉渣),吸收渗液,防止弄湿衣物。

2. 伤口结痂　结痂是伤口愈合的正常标志,如同"天然创可贴"。切勿用手抠挠伤口!抠掉结痂会暴露下方未愈合的组织,易引发感染且可能留疤。若结痂周围出现轻微瘙痒,可用无菌棉签蘸取生理盐水轻轻擦拭,或等待结痂自然脱落(通常 1 ～ 2 周会自行脱落)。

3. 伤口瘙痒　瘙痒是组织生长的信号(相当于伤口在提示:我正在愈合),但瘙痒感可能令人不适。切勿抓挠!可用干净的棉签轻轻擦拭一下,或遵医嘱涂抹止痒药膏(如布地奈德乳膏),注意用量不宜过多,薄薄一层即可。

4. 伤口裂开　若因咳嗽、大笑等动作导致伤口轻微裂开,无需紧张,先用干净纱布按压伤口,随后告知医生。医生会根据裂开创面大小进行处理,较小创面无需特殊处理,较大创面可能会重新消毒缝合。只要及时处理,一般不会影响整体愈合。

(三)心灵加油站:与伤口温柔和解

你或许会凝视着那道伤口,轻声呢喃:"我总觉得自己

像是被撕裂过。”这份感受无比真实——它不只是皮肤表面一道未愈的痕迹，更牵动着你对疾病的恐惧、对疼痛的记忆，还有那段对身体失控的不安。当有人帮你换药，当空气触碰到伤痕，羞耻、脆弱、慌乱……这些情绪会自然涌上来，不必苛责自己，这都是正常的。但请一定记得：你的身体从没有变得“不完整”，它只是在勇敢地“重建”——用一道痕迹，换一次重生的机会。

这道痕迹，从来不是破碎的象征，而是你选择好好活下去、决心彻底康复、允许自己重新绽放的“勇气印记”。就像一位术后一年的患者分享的：“我曾经连看都不敢看这道伤口，后来却能亲手为它涂乳液，还会轻轻跟它说‘谢谢你，一直守护着我’。”你也可以给它取个温暖的小名，叫它“勇气线”也好，“修复缝”也罢。每一次这样呼唤，都是在悄悄提醒自己：这不是康复的结束，而是你与自己温柔和解的开始。

三、运动魔法表

出院后很多时候患者会不自觉进入“自我守护”的状态——手臂不敢抬高，身体不敢舒展，连呼吸都变得格外轻，就怕一不小心碰到没长好的伤口。这份小心翼翼，是身体最真实的反应。

但适时、科学地“动起来”，其实是康复路上必不可少的一环。它不只会帮助预防关节“生锈”僵硬、肌肉变弱萎缩，还能让你一步步找回身体的力气、生活的节奏，甚至把那份被疼痛暂时带走的从容和自信也慢慢找回来。

（一）循序渐进地开展锻炼

有时候患者会误以为“康复锻炼就是拉得越开越快恢

复”，结果勉强抬手、强行转肩，反而拉扯伤口、引起水肿。康复锻炼的关键，不在于幅度，而在于节奏。就像早晨醒来时，我们会先伸个懒腰，而不是直接跳下床跑步。你可以从以下动作循序渐进地开始（图 4-2-1）。

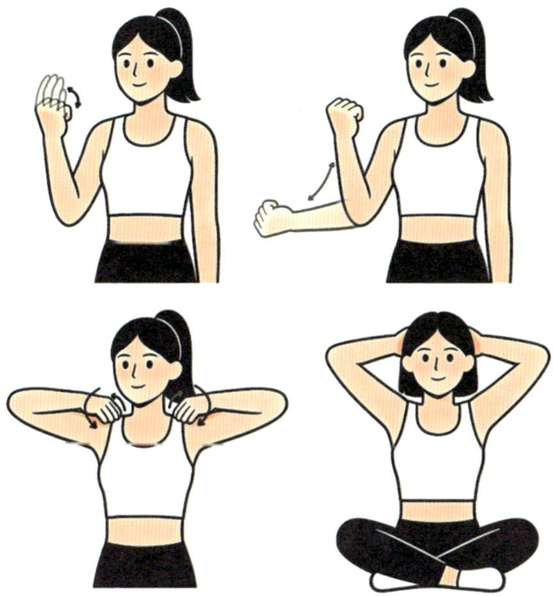

图 4-2-1　运动唤醒步骤

1. 手指抓握　拿一个小球，反复握紧再放松。

具体做法：①舒适地坐下或躺下，手臂可以放在身旁或一个枕头上；②手握一个柔软、有弹性的小球（如网球、压力球）、或一团毛巾，甚至空手进行也可以；③极其缓慢地用力握紧球，感受到手掌、手指的收缩，在最紧点保持 2 ～ 3 秒；④然后，更加缓慢地完全放松手指，舒展到最开，感受血液流回指尖的微热感；⑤重复此过程，每分钟完成 10 ～ 15 次即可，重点是质量而非速度。

2. 肘部屈伸 把手放在桌上，慢慢弯曲、伸直。

具体做法：①坐在桌子前，将前臂完全放松地放在桌面上，手心可以向上或向下，手肘悬于桌边；②以手肘为支点，像折扇一样慢而有控制地将前臂向上弯曲，尝试让指尖触碰自己的肩膀。不需要完全碰到，在感到轻微牵引感处即可停止；③保持 1 秒，然后同样缓慢地、依循原路将前臂放回桌面，完全伸直；④整个过程确保上臂和身体保持稳定，只有前臂在移动，想象你的动作是在一池静水中进行，不能激起水花。

3. 肩部绕圈 双手自然下垂，重复画小圆。

具体做法：①起始姿势——取坐位或站立位，保持躯干挺直，身体放松，双臂自然垂于身体两侧。②动作执行——将意识集中于肩关节，以极其缓慢的速度，使双肩协同做小幅度的环绕运动，方向依次为向前→向上→向后→向下。③幅度控制——运动轨迹应控制在一个极小的范围内，以不引发任何伤口疼痛、牵拉感或不适为前提。初期活动范围可能仅如硬币大小。④重复次数——完成 5 ～ 10 次环绕后，反方向重复相同次数。

4. 胸部扩展 坐在椅子上，双臂张开，深呼吸。

具体做法：①吸气——缓慢地将双侧肘部向身体两侧打开，感受胸腔的前后径扩张及胸肌群的轻度伸展；②保持——在可耐受的最大舒适位置保持姿势 3 ～ 5 秒，并进行深长地呼吸；③呼气——有控制地将双肘缓慢恢复至起始的前置位置。此动作可重复 5 ～ 8 次。

（二）分阶段康复锻炼

可参考下述居家运动方式和分阶段运动方案来合理规

划康复锻炼(表 4-2-2、表 4-2-3)。

表 4-2-2　居家运动方式

运动方式	具体活动
抗阻运动	抗阻运动的参与方式很灵活:既可以直接做自重训练(无需借助工具),也能搭配弹力带、哑铃、绳索拉力器这类辅助器械来练习。训练时建议每次完成 2 ~ 3 组动作,组与组之间休息 1 分钟即可,每周保证进行 2 ~ 3 次这样的抗阻训练就好(图 4-2-2)
柔韧性运动	建议选择结合呼吸调节的柔韧性运动,如瑜伽、普拉提、气功及各类拉伸训练等,每次运动时长推荐控制在 30 ~ 60 分钟
有氧运动	适合的有氧运动有快步走、慢跑、骑自行车、爬山、太极拳、爬楼梯等,推荐每天运动 30 ~ 60 分钟,要是难以每天坚持,每周运动累计 150 ~ 300 分钟也可以
深呼吸运动	深呼吸可以结合其他运动一起做,通过吸气和呼气调节胸腔压力,就能达到促进淋巴液回流的作用;具体方法很简单:收紧肌肉时深吸气,放松肌肉时慢慢呼气

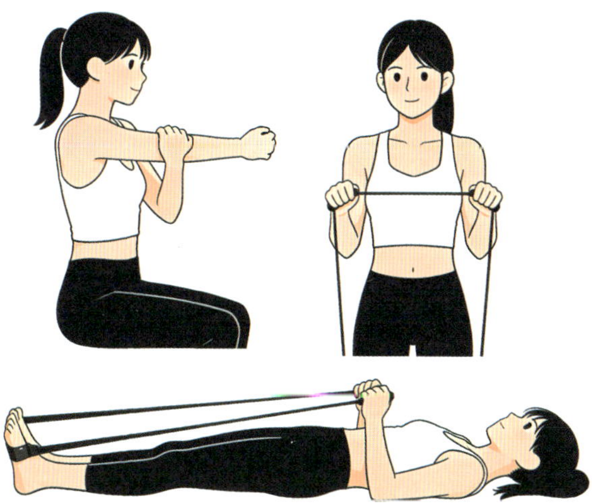

图 4-2-2　抗阻运动

表 4-2-3 分阶段运动方案

时间	目标	运动建议
术后2周内	促进伤口愈合，预防呼吸道感染、血栓、上肢淋巴水肿	手指与手腕活动：握拳、伸指、腕伸屈，前臂旋前、旋后，肱二头肌收缩，每天多次 呼吸功能锻炼：腹式呼吸、缩唇呼吸等，每次5分钟，每天2～3次 下肢运动：踝泵运动、股四头肌收缩，直腿抬高等
术后2～6周	恢复关节活动度，增强肌肉力量	肩部运动：爬墙运动、梳头、以肩关节为中心前后举臂，逐步扩大活动范围 低强度有氧运动：散步、慢速骑固定自行车，每天30分钟左右等 抗阻运动：使用弹力带等进行轻阻力训练
术后6周后至长期	提高心肺耐力，增强全身肌肉力量	有氧运动：快走、游泳、慢跑等，每周150分钟（如每周5次，每次30分钟）的中等强度运动，最大心率控制在每分钟"180－年龄"次以下 抗阻运动：哑铃（从0.5～1.0千克开始）、器械训练等，重点锻炼上肢及核心肌群，每组8～15次，每天1～2组 柔韧性运动：瑜伽、太极拳、八段锦等，改善关节活动度及心理状态

在康复锻炼时要注意以下情况：

（1）运动强度控制：避免过度疲劳，运动后若持续疲劳或出现头晕、胸闷，需暂停运动。

（2）特殊人群：淋巴水肿风险者运动时穿戴压力袖套，骨转移或骨质疏松者避免高强度跳跃或碰撞运动。

（3）日常防护：避免患侧上肢长时间下垂、测量血压或抽血，穿着宽松衣物，减少患肢受压。

（4）避免损伤：运动锻炼要结合自身情况科学进行。若运动中出现疼痛、肿胀等不适，应及时就医。

（三）“动一动”帮你赶走焦虑

你或许已经留意到：当身体开始轻柔活动时，心里那份紧绷的不安，会像被微风拂过的湖面，慢慢化开、消散。这背后藏着温柔的科学道理——适度活动能唤醒身体里的内啡肽，它就像自带的“舒心精灵”，悄悄帮你卸下紧张，带来一阵轻盈与平静。当你重新感受到“能掌控身体节奏”——哪怕只是轻轻抬一次手、认真做一次深呼吸，那份“我能行”的力量，会像晨光一样，一点点照亮心底。就像一位走过重建之路的患者说的：“最开始我连碰自己都害怕，后来每天动一动胳膊、静静呼吸几分钟，才觉得整个人慢慢‘活’了过来。”其实照顾身体的过程，本身就是无声的自我安慰。每一次轻柔的伸展，不只是肌肉在慢慢苏醒，更是与自己的一场温柔又坚定的和解。

四、内衣穿搭术

出院时，你可能会感到迷茫：“回家之后，我该选什么样的内衣才对？”“我睡觉也要穿内衣吗？”“如果不穿，重建的乳房会不会容易下垂？”这些问题背后，是患者对康复的认真与对未来的期待。乳房重建术后，选择一件合适的内衣，早已不只是为了外在的“美”，更是康复路上一位贴身的伙伴。一件舒适、贴合、有支撑的内衣，能为初愈的乳房提供妥帖的保护，减轻活动时的牵拉感，缓解术后可能的水肿，并温柔地辅助形态慢慢稳定、自然塑形。

但市面上内衣款式那么多，从塑身衣到术后专用款内衣，如果选错或穿错，反而可能带来压迫、摩擦，甚至影响血液循环。下述内容能帮助你找到那件真正懂你、也适合你的"康复内衣"——让你穿得舒适，而不是负担。

（一）为什么术后要穿塑形内衣

术后选择一件合适的塑形内衣，不是为了遮掩伤口，而是像为初愈的乳房请来一位贴身的"康复师"——它能温柔固定乳房位置，防止假体或脂肪在愈合期间滑动；缓解活动时对伤口的牵拉，让疼痛减轻；通过适度压迫促进淋巴回流，帮助消肿；更能在日常穿戴中悄悄引导新生乳房的形态，让它逐渐定型，长得更自然、更对称。这件看似普通的内衣，实则是康复路上沉默却可靠的伙伴，陪伴患者在安定中慢慢恢复，在支撑中重获自信。

（二）什么样的内衣才算合适

选术后内衣不用追求"贵"，而是看准这几个关键词（表 4-2-4）。

表 4-2-4　内衣选择关键词指南

关键词	为什么重要	要避开什么
无钢圈	避免对重建的乳房和血供血管造成压迫	传统钢圈内衣
前开扣	方便穿脱，避免手臂过度上举	后扣式内衣、套头式内衣
宽肩带	分散压力，增加舒适度，避免勒痕	细肩带
全杯包裹	提供全面支撑，稳定乳房	半杯、蕾丝薄款
透气棉质	保持干爽，减少皮肤刺激和瘙痒	化纤、不透气材质

终极试穿法则：术后内衣需要满足"稳＋软＋包＋透"。穿上后感觉呼吸顺畅、伤口无压迫、能安稳走路，那就是合适。

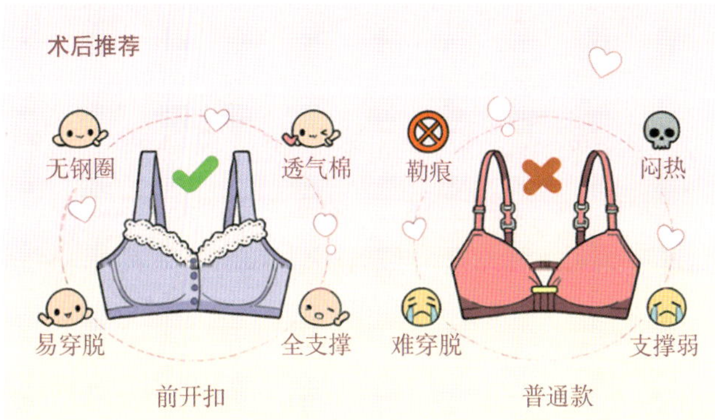

（三）穿着时间怎么安排

1. 术后2个月内　尽可能24小时穿着塑形内衣。

2. 术后2个月后　根据恢复情况和个人对塑形内衣的耐受程度，调整、减少穿戴时间。

睡觉时穿“术后背心型”或“软支撑文胸”最舒适。

（四）晚上睡觉穿不穿内衣

术后最常见的一个问题是：“我晚上睡觉到底要不要穿内衣？”这个问题没有绝对答案，而是要根据你的乳房恢复状况、内衣种类和个人舒适感来判断。

1. 建议穿着的情况　①乳房仍处在定型期，怕移位；②有腋下水肿倾向；③胸型较大的人群；④自体重建脂肪未完全稳定。这时候，穿着轻软型、无压迫感的“术后夜用文胸”或“背心型文胸”会更安全。

2. 可以不穿的情况　术后已满两个月，恢复稳定；白天活动量大，晚上需彻底放松；睡觉中觉得压迫感过强、呼吸不畅。

（五）不穿内衣的可能隐患

“我只是睡觉，也没动，不穿有影响吗？”不穿当然可以舒服一时,但长期放任不管,可能会带来这些康复中的“小麻烦”。

1. 乳房下垂或外扩　自体脂肪或假体重力位移,术后对称性受影响。

2. 瘢痕牵拉感加重　组织未完全愈合时晃动,会拉扯缝合区域。

3. 水肿淤积　尤其是腋下重建或伴淋巴清扫者,晚间不支撑容易积液。

4. 心理不安　睡觉时乳房移动感强,有些人会“越睡越醒”。

一句话总结:舒服可以追求,但康复不能轻忽。晚间可选“像抱被子一样轻软”的术后夜用内衣,既放松又安心。

(六)何时更换术后内衣

术后内衣不是“一穿到底”,而是随着身体状态的变化动态调整。如果出现以下情况,请考虑更换。

1. 松垮无力　下围滑动、胸杯空荡,已无支撑力。

2. 弹力下降　拉扯后无法复原,包裹感不足。

3. 穿着后乳房一高一低　内衣可能已不适合当下胸型。

4. 明显压痕、红印或闷痒感　内衣材料磨损或会导致皮肤敏感反应。

5. 颜色变黄、布料变硬或起球　透气性下降,可能刺激皮肤。

清洗频率建议:3 件轮换,每穿 1 天清洗 1 次,避免污垢堵塞毛孔或引发异味。换文胸的频率一般为每 1.5 ～ 2.0 个月一件,但以实际穿着感受为准。

五、瘢痕隐形法

当你第一次在镜中注意到那道渐渐明显的痕迹时，心里也许会轻轻一沉："它怎么没有慢慢淡去，反而变得更红、更硬了？""是不是我的体质特殊，才会长出这样凸起的瘢痕？"

瘢痕的困扰，远不止于"是否好看"——它可能伴随着刺痒、紧绷，甚至牵动着你每一次抬手、转身；它不仅关系着乳房的形态对称，更关系着你如何看待镜中的自己，如何与这个"新伙伴"和平共处。别担心，这道痕迹不是你康复路上的"败笔"，而是身体全力修复留下的真诚印记。瘢痕是如何悄悄"长大"的？如何在黄金期做好科学预防？哪些护理方法真正有效？什么信号提醒你需要专业帮助？了解这些问题，让你在温柔照护瘢痕的日子里，一步步走近那个在柔光中微笑的、更加完整的自己。

（一）什么是瘢痕

瘢痕，其实是你的皮肤在全力愈合时，留下的一份独特记录。当手术切开皮肤时，身体会立刻派遣"胶原蛋白小队"赶赴现场——它们像尽责的建筑工，迅速用"蛋白质砖块"筑起一道保护墙，防止外界细菌入侵。正是因为这场修复进行得急切又认真，砖块垒得匆忙，排列不如原来整齐，于是就有了我们看到的瘢痕。

你可能会发现，有的人术后瘢痕渐渐淡成细线，而有的人却留下又红又硬的凸起瘢痕。这通常与以下几点有关：

1\. 体质因素　有些人天生属于"瘢痕体质"，皮肤更容易出现增生反应。

2. 伤口位置 胸前、肩部等皮肤张力较高的区域，因日常活动牵拉较多，瘢痕往往更明显。

3. 护理方式 愈合期间是否持续使用抗瘢痕产品、是否避免搔抓，直接影响瘢痕状态。

4. 愈合过程 如伤口曾感染、持续渗液或反复红肿，瘢痕也更容易增厚、变硬。

温馨提示

瘢痕的颜色、厚度与平整度，并非完全由命运决定。只要你愿意在术后黄金期内开始温柔干预、科学护理，就有机会陪伴它慢慢软化、褪红，让瘢痕渐渐融为你身上一道温柔的光阴印记。

（二）瘢痕形成的三个阶段

瘢痕并不是手术一结束就“固定长这样”的，它其实是一个动态变化的过程，就像春天发芽、夏天疯长、秋天慢慢稳定一样，大致可分为 3 个阶段。

1. 第一阶段：炎症期（术后 0 ～ 2 周） 这是身体开始“修补”伤口的阶段。这时伤口周围发红、有点肿胀，甚至可以感觉到微微发热。这是免疫系统在清除坏组织，为瘢痕修复做准备。

这是身体“抵御外敌”的正常反应——白细胞在清理伤口内的细菌与坏死组织。此阶段核心是“保持清洁，预防感染”，伤口切勿碰水，严格遵医嘱换药，避免感染，不做任何“防疤处理”。

2. 第二阶段：增生期（术后 2 周～ 3 个月） 这是瘢痕

“最容易变丑”的时期。伤口开始“生长修复组织”——成纤维细胞合成胶原蛋白，如同“织网”般逐步填补伤口，渗液减少、红肿减轻、疼痛缓解，形成发红、发硬、微突起的瘢痕。部分人还会出现痒、紧绷感。

此阶段需“保护新生组织”，避免用力拉扯伤口，防止结痂脱落。这个阶段是防疤关键期——可开始使用硅胶贴、瘢痕凝胶、瘢痕按摩等方法。

3. 第三阶段：重塑期（术后3个月～1年，或1年以上） 这是瘢痕慢慢“变淡、变平、变柔软”的过程。伤口基本愈合，但内部胶原蛋白仍在“重新排列”，使瘢痕从硬变软、从宽变窄。多数人会看到颜色逐渐从红色变成粉色，再变成肉色，质地也逐渐接近周围皮肤。

此阶段可通过按摩疗法、激光治疗或类固醇注射等方式进一步优化瘢痕外观。但也有人在这一阶段“卡住了”——瘢痕不再变化，甚至越摸越硬，可能是增生性瘢痕或瘢痕疙瘩。

（三）居家防疤四步法：贴、抹、按、养

很多人一听说“防疤”，就联想到各种昂贵的药膏，其实，术后护理最重要的不是花多少钱，而是——持续、规范、科学地护理。术后家庭瘢痕护理可总结为四个字——“贴、抹、按、养”，简单易记，人人能做。

1. 贴——使用医用硅胶贴 硅胶贴被公认为瘢痕防治的一线推荐材料，它可以柔化瘢痕、保湿、减少增生，且安全性高。每天佩戴8～12小时以上，连续使用至少2～3个月效果较好。使用前务必清洁皮肤、晾干后再贴，避免水分积聚导致皮疹。

2. 抹——涂抹防疤凝胶或药膏 硅酮凝胶、积雪草成分药膏及其他祛疤药膏等都可以辅助使用。一般每天2～3次，每次薄涂一层即可，不需按摩至干燥。如果皮肤出现红痒、起疹等症状，先暂停使用，必要时咨询医生。

3. 按——温和按摩瘢痕区域 术后1个月后，若伤口已愈合良好（无渗出、无感染），可在医生指导下每天轻柔按摩瘢痕区域。用指腹画小圈、上下推压，帮助胶原分布更均匀、瘢痕软化。每次5分钟，每天1～2次即可。不可大力揉搓，避免拉扯术后组织或引发血肿。

4. 养——良好作息及饮食配合 瘢痕的恢复离不开身体的整体状态。要保证充足睡眠与饮水，促进新陈代谢；少吃辛辣、酒精、过甜食物，避免刺激；适当摄取维生素C、锌、蛋白质，帮助皮肤修复。

温馨提示

防疤不求一步到位，但求天天坚持。就像种花，每天浇一点水，时间会给你惊喜的答案。

（四）患者经验分享："我和瘢痕慢慢和解了"

"我其实一开始非常抗拒看到那道疤。"这句话，几乎是每位经历过乳房重建的患者，都曾轻声说出的心声。

小韩，一位34岁的自体乳房重建患者，在术后3个月的一天，终于鼓起勇气望向镜中。她静静地说："它并不丑，只是……有点陌生。"起初，她总是用高领衣衫小心遮住胸口，不敢穿领口稍低的衣服，也不愿让伴侣看见。直到她开始尝试——一点点、一天天地，去照顾这道痕迹，从轻柔涂抹瘢痕凝胶，到认真贴上硅胶贴片，再到用指腹每天为它轻柔按摩。“直到某一天，我发现它好像没那么红了。而我的心，也好像没那么怕它了。”她为这道瘢痕取了一个名字，叫“守护线”。“它像一条缝住过去的线，提醒我曾勇敢走过；也像一道温柔的边界，隔开了恐慌与平静，带我慢慢重建自己。”

后来，她在日记里写道：“身体上的缝隙，是光进来的地方。而心里的愈合，就从我真正看见它的那一刻开始。”每一道瘢痕，都在安静地讲述一个关于生命、疼痛与重生的故事。我们不必急着抹去它，而是可以试着慢慢听懂它。当我们学会与它温柔共处，真正的自我重建，才在心底悄悄生根、发芽。

（五）这些情况需要就医

尽管大部分术后瘢痕通过日常护理都能慢慢淡化，但也有部分患者会出现“瘢痕异常生长”的情况，需要及时就医干预。以下几种情况，可能提示你正在经历“瘢痕增生”或“瘢痕疙瘩”。

异常提示一：颜色越来越深，甚至发紫。

瘢痕颜色非但没有减退，反而持续加深，变为深红色、暗红色或紫红色。这种颜色通常提示局部血液循环障碍、缺氧或炎症持续存在。发紫的颜色可能意味着血液淤积或内部张力过高，是瘢痕正在异常增生的一个早期视觉信号（图 4-2-3）。

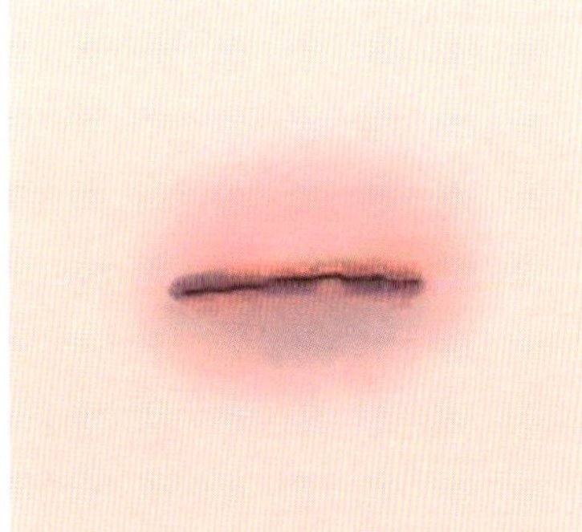

图 4-2-3　瘢痕颜色异常

异常提示二：瘢痕持续变厚、高出皮肤超过3毫米。

瘢痕持续增厚、变硬，明显高出周围皮肤表面，触之有如橡皮般的硬结感。如果这种凸起在术后3个月后仍不消退，甚至继续增大，则属于病理性增生。其边界通常清晰，局限于原切口范围，但厚度可超过3毫米（图4-2-4）。

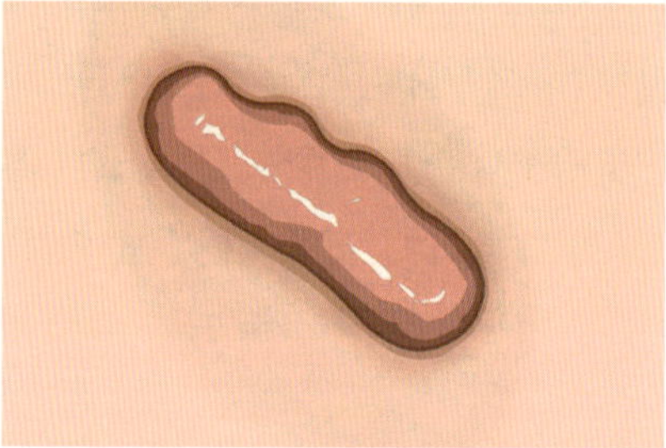

图4-2-4　瘢痕增厚

异常提示三：明显瘙痒、刺痛、灼热感反复出现。

瘢痕处出现持续性的、难以忍受的瘙痒、针刺感或灼烧感，反复发作，尤其在夜间或出汗时加重。这种症状是由于瘢痕组织中增生的神经末梢受到刺激，或持续的炎症反应释放组胺等物质所引起。它是瘢痕在活跃增生的典型症状（图4-2-5）。

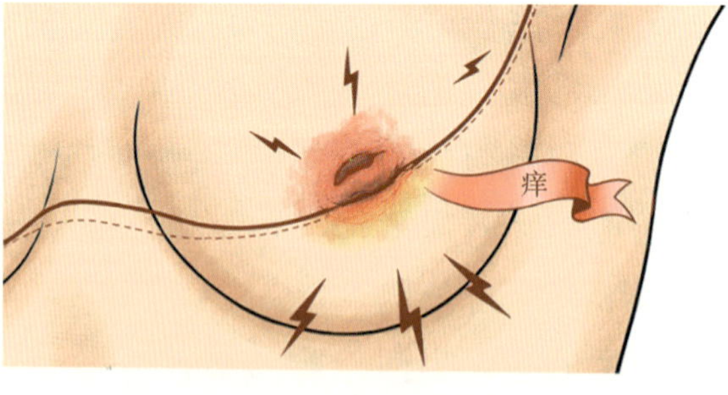

图4-2-5　瘢痕感觉异常

异常提示四：瘢痕边缘呈“蟹足状”外扩，超出原切口范围。

瘢痕组织像螃蟹的脚一样，超出原始受伤或手术的边界，向周围的正常皮肤浸润性生长。它通常表现为一个坚硬、橡皮样的肿块，表面可能光滑发亮。瘢痕疙瘩具有持续生长的特性，很少自行消退，通常需要积极的医疗干预（图 4-2-6）。

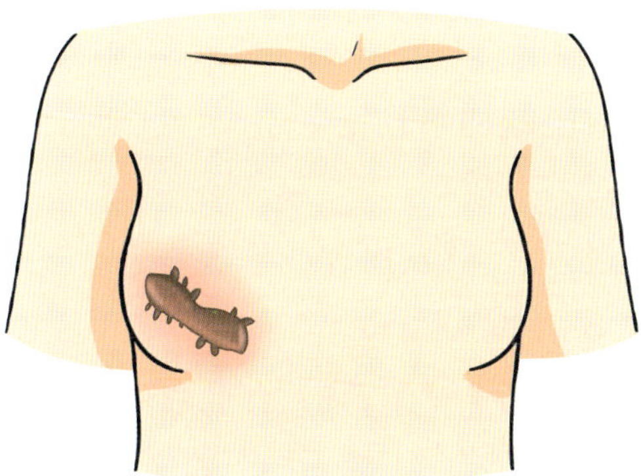

图 4-2-6 瘢痕呈“蟹足状”

六、水肿预防战

（一）什么是淋巴水肿

淋巴水肿并不是术后都会出现的“通病”，但确实是乳腺癌术后一种常见的并发症，特别是在接受腋窝淋巴清扫或放疗的患者中较多见。它的本质，是淋巴液无法顺利回流，堆积在手臂、腋窝、手背等部位，导致慢性肿胀与沉重。不同于一般术后肿胀，它常常是单侧、持续、伴随酸胀和沉重感，并随着时间发展可逆性降低（表 4-2-5）。

表 4-2-5　一般术后肿胀和淋巴肿胀的对比

情况	特点	持续时间	是否可逆
一般术后肿胀	轻微发紧、对称性浮肿	几天至一周	可自动消退
淋巴水肿	一侧持续性胀重、皮肤紧绷、发亮	长期持续存在	早期可逆，晚期难以逆转

如果“肿胀”是单边、长期、越来越沉重的，就不是“小事一桩”，需要主动记录和处理。

（二）哪些人更容易出现水肿

以下这些情况会显著提高术后水肿的风险：

1. 腋窝淋巴结切除数较多。
2. 接受过腋下放疗。
3. 出现过术后感染、血肿或积液。
4. 本身 BMI ≥30kg/m^2。
5. 经常用患侧手臂搬东西、拧瓶盖等。
6. 有过轻度水肿未干预，导致慢性进展。

如果出现了其中两项，建议术后第 2 周起就开始预防干预，干预越早，情况越稳定。

（三）居家判断水肿的五个小信号

术后前期只要养成“观察手臂”的习惯，就能早早识别水肿迹象。

1. 手背微肿、皮肤发亮　正常的手背皮肤松弛，可以轻松捏起褶皱，并能看到皮下的骨性轮廓（如指关节和掌骨）和血管肌腱的走向。当发生水肿时，组织间液增多，会导致手背看起来圆润饱满，骨性标志变得模糊。最典型的特征是皮肤紧绷，甚至出现发亮、反光的现象，就像被撑开了一样（图 4-2-7）。

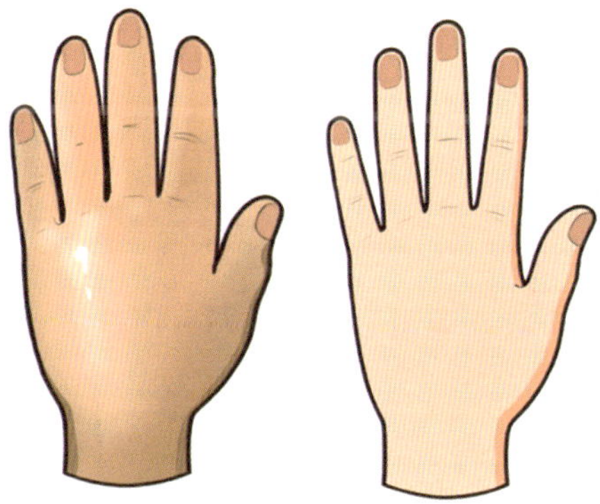

图 4-2-7　手背水肿

2. 手环、戒指突然勒得慌　如果您平日佩戴的手镯、手表或戒指，在术后某天突然感到比平时更紧，甚至留下明显的压痕且不易消退，这强烈提示肢体周径正在增加。水肿导致组织体积增大，从而使这些饰物相对变小。

3. 双手臂围对比，差距≥2 厘米　这是客观的量化指标，能有效消除主观错觉。即使肉眼看起来不明显，但测量出的数据差异是具有临床意义的。通常建议测量手臂的特定点（如腕横纹、腕横纹上 10 厘米等）。双侧同一位置臂围相差超过 2 厘米，即可视为一个明确的警示信号（图 4-2-8）。

4. 抬臂时发沉、易酸，稍动即感疲劳　正常的手臂活动应是轻松自如的。水肿时，手臂因积聚了多余的液体而变得“沉重”，仿佛灌了铅一样。患者可能会感到：发沉，抬起手臂比平时需要更费力；易酸，进行梳头、穿衣等日常活动时，手臂更容易出现酸胀感；易疲劳，手臂的耐力下降，活动一会儿就感到疲倦。

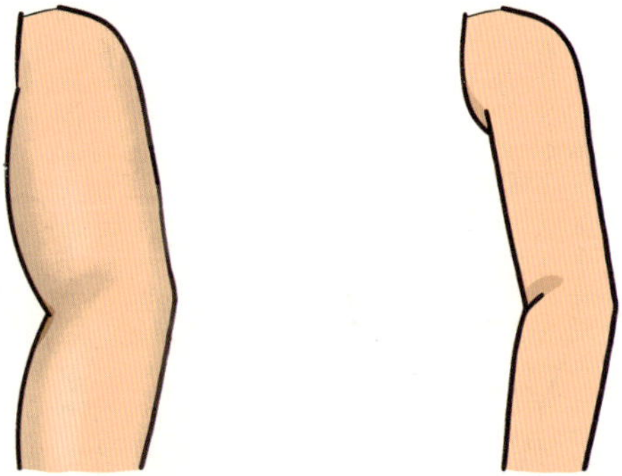

图 4-2-8　手臂水肿

5. 指压皮肤有凹陷、弹性差　这是水肿的经典物理体征，称为“凹陷性水肿”。操作方法：用拇指指腹以中等力度、持续按压手臂或手背肿胀部位（建议按压骨性表面，如手背掌骨处）5 ～ 10 秒。松开后观察：正常，皮肤迅速回弹，不留下痕迹；异常，皮肤会留下一个持续的凹陷，需要数秒甚至更长时间才能慢慢恢复。这证明组织间隙中有过多游离液体被按压移位了（图 4-2-9）。

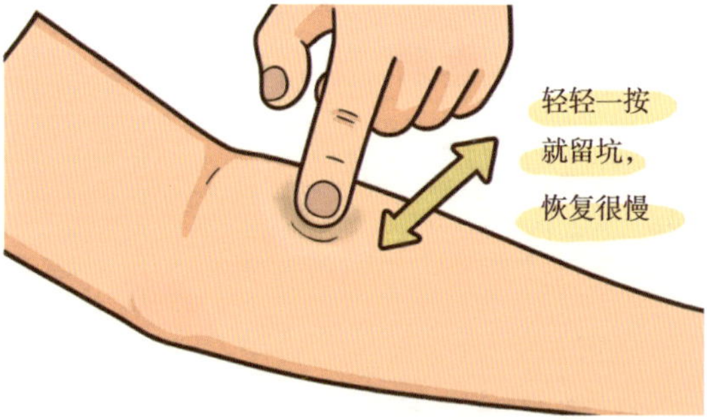

图 4-2-9　凹陷性水肿

（四）弹力袖怎么使用

弹力袖不只是“看起来专业”的道具，它还是目前循证推荐的非药物干预工具。

1. 选择　弹力袖有不同压力等级，并非人人适合同一压力级别。通常在淋巴水肿预防和早期管理中，可能会推荐 2 ～ 3 级压力，但具体选择应由专业的淋巴水肿治疗师评估后决定。在专业人员指导下测量、购买和佩戴，才能保证效果和安全。

2. 穿戴时间　起床后穿，白天活动时佩戴 6 ～ 10 小时；睡觉时通常不穿。

3. 材质　以透气、弹性适中、不易滑落为宜。

尽量早上穿上弹力袖，夜间脱下清洗。如穿戴后出现发麻、压痕过深或皮疹等症状，应暂停穿戴并咨询医生。

（五）日常三件事：练手、抬臂、深呼吸

最有效的预防动作其实藏在日常生活里：

1. 练手　每天做 10 分钟指尖操、握球训练，帮助末端循环。

2. 抬臂　保持患臂高于心脏水平，可垫靠枕，或将手臂搭在沙发扶手或靠背上。

3. 深呼吸　能帮助淋巴液流动，有条件的可配合冥想音乐一起练习。

（罗世俐　陈明鸿）

第五章　长期美丽计划

第一节　精修美容院

乳房重建手术虽然结束了，但这只是美丽重生的起点。术后几个月，你可能会发现重建的乳房在大小或形状上还有些“小遗憾”——比如因为肿胀逐渐消退，导致原本看起来饱满的乳房显得有点扁平；或者皮肤松弛、体重波动，让双侧乳房不对称，穿衣服时总觉得别扭。这些问题很常见，根据最新研究，约有 20% ～ 30% 的患者会选择术后调整来进一步优化大小和形态，从而实现长期的美观和自信。别担心，这些调整就像给新家做最后的软装一样，能让你的身材从“基本款”升级到“定制款”。本节我们一起来了解根据重建类型（假体还是自体组织），医生会如何帮助“精修”。

一、细节之美：大小形态调整

（一）假体重建的术后调整

假体重建恢复相对较快，通常术后 1 ～ 2 天就能下地活动。但随着时间推移，可能出现假体移位、下垂或大小不匹配的问题。想象一下，假体就像一个精密的“气球”，术后如果受重力影响“下沉”，或因为体重变化而“漏气”般变小，就需要及时修补。医生会通过详细评估患者的整体恢复情况，来制定个性化方案，确保调整安全有效。

1. 假体位置调整手术 如果术后假体位置偏移(比如假体受重力拉扯往下掉)或形状不圆润(边缘感强,看起来不自然),医生会采用微创手术来优化形态。这一步的逻辑是先“稳固基础”,再“美化细节”。常见方法是用“外科网片”或“脱细胞真皮基质”(一种生物支架材料,像网状的“隐形支撑”)固定假体,改善乳房下半部分的饱满度,让整体曲线更流畅。研究表明,这种技术不仅能让乳房形态更接近自然,还能使患者满意度提高20%以上。手术过程像给乳房加个“内衣钢圈”,通过小切口植入支架,稳固位置,通常结合吸脂去除多余脂肪。

2. 假体形态微调手术 如果形态问题较轻微(比如局部凹陷),医生可能优先推荐注射自体脂肪——从腹部或大腿抽取脂肪,经过净化后注入乳房,像“补妆”一样填平空缺。脂肪移植的存活率一般达30%～70%,能让乳房手感更柔软、自然。但因为部分脂肪会被身体吸收(30%～40%),这项调整可能需要分2～3次进行,每次间隔3～6个月。好处是创伤小,恢复快;风险包括感染、钙化(形成小硬块)或脂肪坏死,但发生率仅约5%～10%,通过术前评估和术后超声监测,能有效控制。

3. 乳房对称调整手术 假体乳房重建术后如果出现双侧乳房大小、形状或位置差异,可能是假体大小选择不当、术后恢复不均匀或原有乳房形态差异导致。面对这种情况,医生可能会通过调整假体大小、形状,或对健侧乳房进行相应手术(如脂肪填充、缩小术)以达到对称效果。

4. 包膜挛缩修复手术 身体对假体的异物反应会导致包膜过度增生、挛缩,引起乳房变形、变硬或疼痛。如出现此类情况，医生可能会建议切除或松解包膜，更换假体，或采用药物治疗（如口服白三烯抑制剂）辅助缓解症状。

5. 假体更换手术　如果出现假体破裂、渗漏、老化或患者对假体材质不满意。根据医生综合评估，必要时可在局部麻醉或全身麻醉下取出旧假体，更换新的假体，同时处理可能存在的包膜问题。

记住假体调整的最佳时机是术后 6 个月左右。这时肿胀已完全消退，乳房形态稳定，提前调整可能像给长身体的孩子买鞋——尺寸很快就变了。整个过程强调个性化，医生会和患者讨论期望值，确保结果满意。

（二）自体组织重建的术后调整

相比假体，自体组织重建手感更真实，像“原装配件”，也更“活泼”——术后可能随体重变化而变化，但也可能出现局部凹陷、轮廓不匀。这是活组织的自然特点，像新鲜水果会随着环境慢慢变化。调整的逻辑是从整体体积入手，再细化形状，确保长期稳定。

1. 体积与轮廓修整　体积问题是最常见的：如果乳房太大（比如用了腹部组织，术后体重增加导致鼓起），医生会用吸脂技术“瘦身”，精准抽掉多余脂肪；反之，如果太小（体重减轻或组织吸收），则用脂肪注射“加料”，补充缺失的部分。DIEP 是热门选择，这种方法只取脂肪和血管，不伤腹肌，术后并发症发生率已降至 10% 以下。

一般过程：先用 3D 成像或超声评估体积差异，然后抽脂（从非敏感区如大腿内侧），注入重建乳房。举例，小王姐用 DIEP 重建后，乳房下缘有点扁平，影响曲线。她接受了三次脂肪移植，每次注入约 200 毫升，现在形状完美，游泳时自信满满。术后要注意穿压力胸衣至少1个月，帮助脂肪“定型”，避免晃动导致吸收。风险包括脂肪液化（小囊肿），但通过早期监测，能及早穿刺处理。整体恢复期2～4周，适合体重稳定的患者——如果计划减肥，最好等调整后再行动。

2. 形状雕塑　体积调好后，接下来是形状优化。医生会像艺术家一样，精细去除多余脂肪，塑造出自然曲线，特别是乳房底部折痕（下皱襞）的调整，确保上缘过渡顺滑、下缘饱满。结合脂肪移植，能针对性地填平凹陷，改善整体美观。长期跟踪研究显示，这种调整能保持5年以上稳定形态，不会轻易变形。

手术逻辑是“微调为主”：用小切口或注射，避免大创伤。风险主要包括脂肪坏死，发生率约5%～10%，但用超声或MRI能早发现，早干预。自体调整的优势是无排斥反应，手感逼真；缺点是恢复稍长（2～4周），且需注意体重波动——减肥太多，乳房可能又变小了。所以，建议结合营养师的指导，保持稳定的生活方式。

二、对称之美：健侧乳房调整

乳房重建不仅仅是修复患侧乳房，更重要的是实现双侧乳房的和谐与对称。由于个体差异，即使重建效果再好，重建乳房与健侧乳房之间仍可能存在大小、形状、位置或下垂程度上的轻微差异。这时，对健侧乳房进行适当的调整，就成为了打造整体美感的关键一步。这就像一个精巧的平衡术，需要医生高超的技艺和对美学平衡的精准把握。

（一）为何需要调整健侧乳房

重建后的乳房与健侧乳房可能出现不对称的原因有很多：

1. 原始差异　许多女性天生双侧乳房就存在轻微不对称，这在重建后可能会变得更加明显，就像照哈哈镜一样把微小差异放大了。

2. 手术影响　乳腺癌手术本身（如淋巴结清扫）可能导致患侧胸壁形态的变化，影响重建乳房的最终位置和形态，相当于房子的地基发生了改变。

3. 组织特性　重建乳房的组织（无论是假体还是自体组织）与健侧乳房的天然组织在弹性和重力作用下表现可能不同，随着时间的推移，这种差异可能逐渐显现，就像“人造花”和“鲜花”在岁月中的不同变化。

4. 衰老变化　健侧乳房会随着年龄的增长而自然下垂、松弛，而重建乳房（尤其是假体乳房）则相对固定，这也会导致不对称加剧，形成“新旧搭配”的视觉差异。

因此，为了追求整体的和谐与美观，医生可能会建议在重建乳房稳定后，对健侧乳房进行微调，以达到“双侧平衡”的最佳效果。

（二）健侧乳房的调整方式

针对不同的不对称情况，健侧乳房的调整方法主要包括以下几种：

1. 健侧乳房缩小术　如果健侧乳房过大，与重建乳房不匹配，可以通过乳房缩小术来减小其体积。这项手术不仅能改善对称性，还能减轻大乳房带来的颈肩部不适等症状。医生会根据需要去除多余的乳腺组织、脂肪和皮肤，并重新定位乳头、乳晕，以达到更小巧、更挺拔的形态。最新的缩小术式注重保留乳房血供和神经，旨在减少术后并发症，并保持乳头感觉，让过程更加安全。

2. 健侧乳房提升术　当健侧乳房出现下垂，与重建乳房的位置或饱满度不匹配时，可以进行乳房提升术（又称乳房悬吊术），这就像给乳房做了“拉皮手术”。这项手术通过切除多余的皮肤，提升乳头、乳晕的位置，并对乳腺组织进行重塑和固定，使乳房变得更加紧致上翘。提升术常与乳房缩小术结合进行，以达到最佳塑形效果，相当于“组合拳”的威力（图5-1-1）。

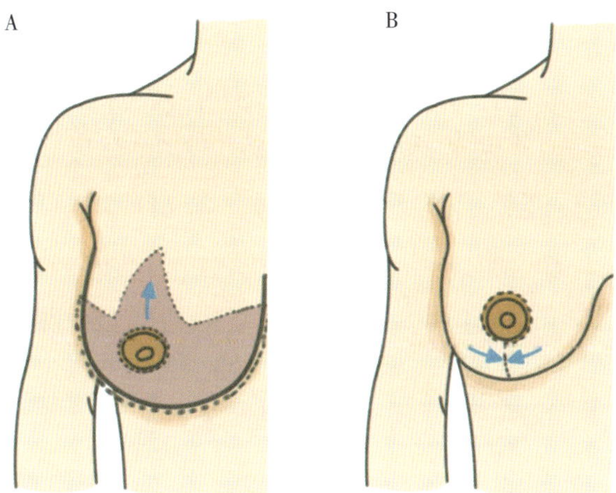

图5-1-1　健侧乳房提升术和缩乳术

A：健侧乳房提升术；B：健侧乳房缩乳术

3. 健侧乳房增大术　在某些情况下，如果健侧乳房过小，与重建乳房相比显得不足，可以考虑通过植入假体或自体脂肪移植来增大健侧乳房，以实现双侧的平衡。自体脂肪移植因其创伤小、恢复快、手感自然，在健侧乳房增大的精细调整中越来越受欢迎，就像身体内部的“精密调节师”。

4. 吸脂或脂肪移植微调　对于轻微的局部不对称，例如健侧乳房某个部位过于饱满或凹陷，可以通过局部抽脂来减小体积，或者通过自体脂肪移植来填充凹陷、改善轮廓。这些微创操作可以在局部麻醉下进行，恢复较快，是实现精细对称的有效手段，就像用橡皮擦和铅笔对画作进行最后的修饰。

（三）何时进行健侧乳房调整

健侧乳房的调整通常不会在乳房重建的初期同步进行。医生会建议患者在重建乳房形态稳定、肿胀完全消退后（通常在重建术后 3 ～ 6 个月或更长时间），再评估健侧乳房的调整需求。这是因为重建乳房在恢复期内会发生一定的变化，过早进行调整可能无法达到最佳的对称性，就像给正在发育的孩子做衣服一样，尺寸很快就会不合适。在某些复杂情况下，可能需要进行多次调整才能达到理想效果。

三、自然之美：乳头乳晕再造

乳头、乳晕是乳房的“点睛之笔”，虽然不影响乳房的功能，但其缺失往往是许多女性在乳房重建后感到不完整的症结。乳头乳晕再造术旨在重建乳头和乳晕的形态、大小和颜色，使重建乳房在视觉上更加完整和自然，极大地提升患者的心理满足感和生活质量。

（一）乳头再造

乳头再造的目标是创造一个有立体感、突出且大小适中的乳头。常用的方法有：

1. 局部皮瓣法 这是最常见的乳头再造方法，通过利用重建乳房上或周围的皮肤组织，巧妙地折叠、缝合，形成一个突起的乳头状结构，就像折纸艺术一样化平面为立体。这种方法创伤小，恢复快，能根据个体情况设计出不同形状和高度的乳头。根据皮瓣来源和设计方式，有多种具体术式，如星形皮瓣、四瓣法、C-V 皮瓣（一个中央的“C”形皮瓣作为乳头的“帽顶”或核心部分和两个相邻的“V”形皮瓣作为乳头的“侧壁”）等，就像不同的“建筑风格”。最新的研究倾向于使用微创的局部皮瓣技术，结合真皮脂肪移植或软骨支架，以提高乳头的突出度和长期稳定性，减少术后扁平化的风险，让小小的乳头也能“挺立不倒”（图 5-1-2）。

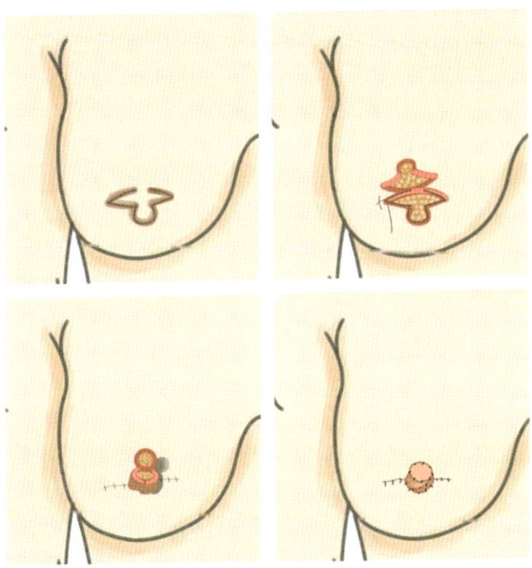

图 5-1-2 乳头再造示意图

2. 异体或自体组织移植法 较少采用，通常用于局部皮肤条件不佳的情况。异体组织（如捐献者的乳头乳晕复合体）存在排斥和疾病传播风险，已基本淘汰，就像过时的“古董技术”。自体组织移植（如取小阴唇或脚趾的皮肤组织）则可能在供区留下瘢痕，且形态不如局部皮瓣法自然，相当于“拆东墙补西墙”的权宜之计。

3. 脂肪移植填充　对于局部皮瓣再造后乳头突出度不够的患者，或希望避免额外切口的人群，可以采用脂肪移植来增加乳头的体积和立体感，就像给乳头“打气”让它更饱满。多次小剂量的脂肪注射可以逐步改善乳头形态，但可能需要多次操作才能达到满意效果。

4. 三维乳头纹身　在某些不适合手术或不愿意接受手术的患者中，高超的纹身技术可以利用色彩和阴影的巧妙配合，在皮肤上绘制出逼真的三维乳头乳晕效果。这种方法创伤最小，恢复期短，但立体感不及手术再造。

（二）乳晕再造

乳晕再造旨在恢复乳晕的圆形、大小和颜色，使其与乳头和谐搭配，并与健侧乳晕对称，就像给乳头配上了完美的“光环”。

1. 皮肤移植法　皮肤移植法从身体其他色素较深的部位（如大腿内侧、腹股沟或另一侧乳晕边缘）取一块圆形或椭圆形的皮肤，移植到乳房重建区域，形成乳晕。这种方法颜色通常比较稳定，但供区会留下瘢痕，且颜色可能与健侧乳晕存在差异，就像用不同品牌的口红很难调出完全一样的色号。

2. 纹身着色法　这是目前最常用、效果最好的乳晕再造方法，堪称“色彩魔法师”。在乳头再造完成后（或在重建乳房稳定后），通过专业的医疗纹身技术，使用医用色素将乳晕的颜色、大小和形状纹在重建乳房上。纹身可以根据健侧乳晕的颜色进行精准调配，使双侧乳晕颜色一致，就像专业调色师的精准配色。高水平的纹身师可以利用多种颜色和渐变效果，创造出非常逼真、自然的乳晕效果。这种方法创伤小，恢复快，且可以随时进行颜色调整或补色，以适应皮肤色素的自然变化，提供贴心的“售后服务”。

3. 永久性化妆技术　与纹身着色法类似，但使用的色素和技术可能略有不同，旨在实现更持久的色彩效果。

（三）何时进行乳头乳晕再造

乳头乳晕再造通常是乳房重建的最后一步，就像建房子最后安装门把手一样。医生会建议在乳房本体重建（无论是假体还是自体组织）完全稳定、形状确定、肿胀消退后，再进行乳头乳晕的再造。这通常在乳房重建术后 3 ～ 6 个月或更长时间进行。这样可以确保乳头乳晕再造的位置和大小与重建乳房整体比例协调，并达到最佳的对称性。有些患者可能会选择在乳头再造后，再进行乳晕纹身，以分阶段完成整个过程，就像分层涂指甲油一样精细。

（颜逸霞　陈思思）

第二节　年度美丽体检

乳房重建后的“美丽体检”可不能马虎，要定期跟医生“聊聊天”，看看重建效果怎么样。

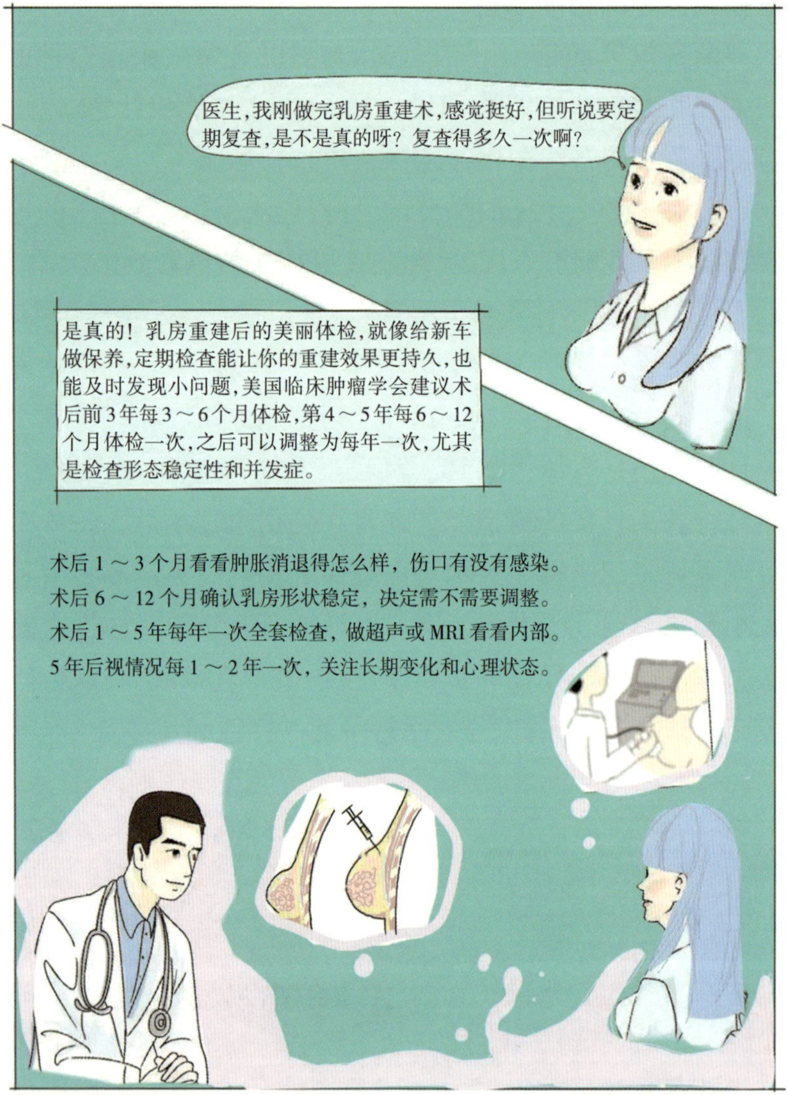
医生，我刚做完乳房重建术，感觉挺好，但听说要定期复查，是不是真的呀？复查得多久一次啊？
是真的！乳房重建后的美丽体检，就像给新车做保养，定期检查能让你的重建效果更持久，也能及时发现小问题，美国临床肿瘤学会建议术后前3年每3～6个月体检，第4～5年每6～12个月体检一次，之后可以调整为每年一次，尤其是检查形态稳定性和并发症。
术后1～3个月看看肿胀消退得怎么样，伤口有没有感染。
术后6～12个月确认乳房形状稳定，决定需不需要调整。
术后1～5年每年一次全套检查，做超声或MRI看看内部。
5年后视情况每1～2年一次，关注长期变化和心理状态。

重建乳房的长期随访

（一）定期检查项目

无论哪种重建方式，常规的体格检查都是随访的基础，就像汽车年检一样重要。医生会仔细检查重建乳房和健侧乳房的形态、质地、有无肿块、皮肤状况及供区情况，用专业的“火眼金睛”寻找任何异常。美国临床肿瘤学会推荐术后前 3 年每 3 ～ 6 个月体检一次，第 4 ～ 5 年每 6 ～ 12 个月体检一次，之后每年体检一次。此后每年体检一次，形成了科学的“体检时间表”。除了体格检查，影像学检查也是重要的组成部分。

1. 乳房超声检查　超声是一种安全、无创的检查方式，可以用于初步评估假体周围情况、皮瓣的血供和有无液体积聚，就像给乳房做“B 超”体检。

2. 乳腺 MRI　对于假体重建患者，MRI 是评估假体完整性的金标准，被称为假体检查的“最强探测器”。对于自体组织重建，MRI 也可以更清晰地显示皮瓣的结构和有无异常病变。

3. 乳腺 X 射线摄影（乳腺钼靶）　对于乳腺癌患者，即使是重建术后，健侧乳房仍需定期进行乳腺钼靶筛查，以早期发现可能存在的对侧乳腺癌，就像给健康的一侧也安装“安全警报器”。对于自体组织重建的乳房，如果皮瓣中含有乳腺组织，也需要进行钼靶检查。

4. 供区检查　对于自体组织重建患者，医生会检查供区的瘢痕愈合情况，以及有无麻木、疼痛或功能障碍等，确保“原材料采集地”的恢复良好。

（二）心理和生活质量评估

长期的随访不仅仅关注身体的健康，也应关注患者的心理健康和生活质量。医生会定期询问患者对重建效果的满意度、是否存在身体形象困扰、性生活质量困扰及是否有心理支持需求。必要时，可转介至心理医生或支持团体，提供专业的心理辅导和帮助。研究表明，长期的心理支持结合积极的生活方式干预，能够显著提升乳腺癌乳房重建患者的整体生活质量和满意度。乳头乳晕复合体重建作为“画龙点睛”的一步，可使患者的心理福利提升约30%，凸显了这一细节调整的重要性。

（三）假体重建的随访重点

对于假体重建的患者，随访的重点主要围绕假体的完整性、位置及是否存在并发症，就像定期检查汽车的发动机、轮胎和各种零部件一样细致。

1. 假体破裂或渗漏　尽管现代假体材料质量优异，但极少数情况下仍可能发生破裂或渗漏。硅凝胶假体破裂通常是“无声”的，即没有明显的症状，因此定期的影像学检查至关重要，MRI是检测硅凝胶假体破裂最准确的方法。盐水假体破裂则通常表现为乳房体积迅速减小，就像泄了气的气球一样明显。

建议与主治医生讨论，根据假体类型、手术情况和个人意愿，制定个性化的随访影像学检查计划。

2. 包膜挛缩　这是假体重建最常见的并发症之一，表现为假体周围形成的瘢痕组织（包膜）变硬、收缩，导致乳房变硬、变形、疼痛，就像原本温柔的“保镖”变成了紧箍咒。根据严重程度，包膜挛缩分为Ⅰ～Ⅳ级。Ⅰ级和部分Ⅱ级挛缩可能无需处理，但部分Ⅱ级、Ⅲ级和Ⅳ级则可能需要手术干预，如包膜切开或切除，甚至更换假体。早期发现和治疗能有效改善症状和美学效果。

3. 假体移位或旋转　假体可能因重力、外伤或术后活动等原因发生位置变化或旋转，导致乳房形态不对称，就像家具摆放位置偏了会影响整体美观。若症状明显且影响美观，可能需要手术复位或固定。

4. 迟发性浆液肿　假体重建后，乳房内可能出现液体积聚，形成浆液肿。多数为良性，可自行吸收或通过穿刺引流。但迟发性浆液肿（术后一年甚至更久出现）需警惕与乳房植入物相关性间变性大细胞淋巴瘤（breast implant-associated anaplastic large cell lymphoma，BIA-ALCL）的可能。虽然BIA-ALCL发生率极低，但仍需引起重视，及时就医并进行相关检查。

5. 感染　尽管不常见，但假体周围感染可能发生，尤其是在术后早期。症状包括红肿、疼痛、发热等。严重感染可能需要取出假体。

6. 乳房疼痛或感觉改变　部分患者可能经历重建乳房的疼痛、麻木或感觉异常。这些症状多数会随时间缓解，就像天气变化后的关节酸痛会自然好转，但持续或加重的疼痛需及时评估。

（四）自体组织重建的随访重点

自体组织重建虽然没有假体相关的并发症，但仍需关注皮瓣的血供、形态变化及供区的恢复情况，就像关注移植的花草是否适应新环境一样细心。

1. 皮瓣血供问题　在术后早期，极少数情况下可能发生皮瓣血供不足或血管危象，导致皮瓣坏死，就像移植的植物没有扎根成功。因此，术后严密监测皮瓣的颜色、温度和充盈度至关重要。虽然早期并发症多已在住院期间解决，但长期随访中仍需关注皮瓣的健康状况。

2. 皮瓣形态变化　自体组织重建的乳房会随患者体重变化而改变，也可能随着时间出现轻微的萎缩或下垂，就像天然乳房一样有“人性化”的变化。如果出现明显不对称或形态不佳，可以通过脂肪移植或局部修整来改善，相当于给乳房做“美容保养”。

3. 供区并发症　腹壁膨隆、腹部疝气、大腿内侧淋巴水肿等并发症在有完善的术前评估和精细的术中操作的情况下发生率较低，但仍需在随访中关注。

4. 脂肪液化或钙化　在自体脂肪移植或自体组织重建中，部分脂肪组织可能坏死并液化或钙化，这是组织适应新环境时的“小插曲”。多数情况下无需特殊处理，但较大的液化灶可能需要穿刺引流，钙化灶则可能在影像学检查中出现，需要与乳腺癌复发鉴别，就像需要区分真珍珠和假珍珠一样。

无论是假体重建还是自体组织重建，长期的随访都是不可或缺的。定期的检查不仅能监测重建乳房的健康状况，也能及时发现并处理可能出现的并发症或形态变化。

（陈红涛　易丽丽）

第六章　心理重建攻略

第一节　接纳新乳房的心路历程

一、从期待到初见：拥抱生命赋予的“新伙伴”

对于许多选择乳房重建的患者来说，这并非一个无奈之举，而是一个充满希望的决定。它是在经历风雨后，主动为自己送上的“生命礼物”，象征着治疗的胜利与新生活的开启。这个“新伙伴”的到来，承载着患者对完整、对美丽、对正常生活的向往。选择乳房重建，本身就是一种强大的力量和积极的选择。这意味着患者不仅战胜了疾病，更在主动重塑生活的美好。在手术前，患者可能已经无数次想象过拥有新乳房的场景，期待着它能带来的自信与释然。这份期待，是支持您走过手术的重要力量。

然而，当终于与镜中的“新伙伴”初次见面时，感受可能是复杂而交织的。一方面，可能会有“终于完成了”的欣慰；另一方面，面对一个外观、触感都尚显陌生的身体部位，产生一种“不真实感”或短暂的迷茫，是非常普遍且正常的。

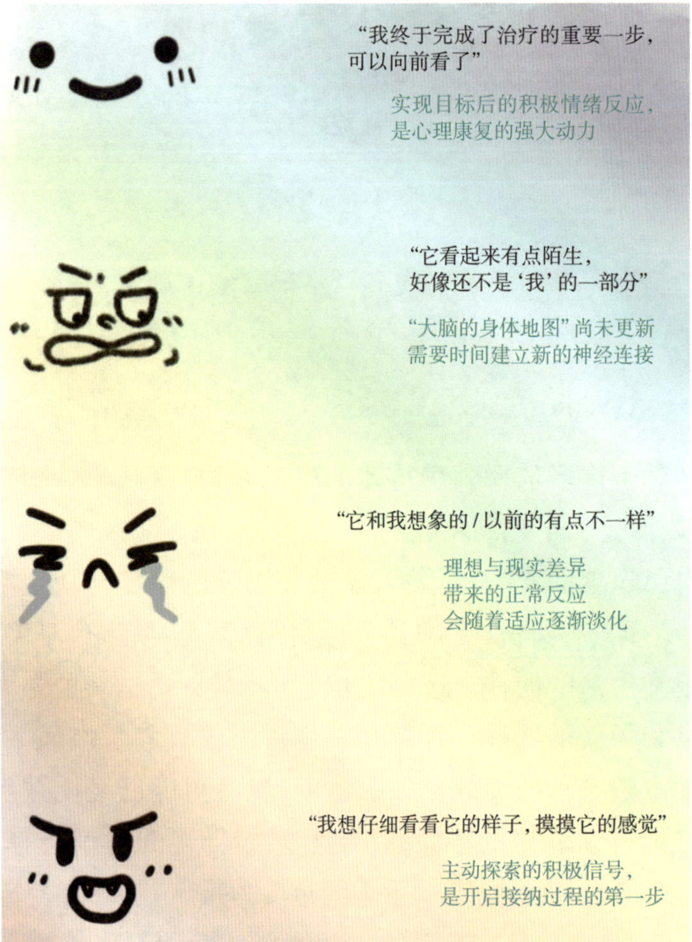

患者心语

“当我决定做重建手术时，我心里是充满光的——我知道，这是我在为自己争取一个更完整的未来。”

案例分享

陈女士，38岁，DIEP皮瓣重建术后3周。

“拆开纱布前，我深呼吸了一口。看到新乳房的轮廓时，心里五味杂陈——它不是原来那个，但它是健康的、是‘安全’的。护士小姐温柔地说：‘它在等你熟悉它呢，就像交个新朋友。’这句话让我一下子放松了。是的，我不需要立刻爱上它，我们可以先从认识开始。”

面对这些交织的感受，最重要的是允许情绪自然流淌。庆幸与迷茫可以共存，欣慰与陌生也并不矛盾。以下实用的行动工具箱可供参考。

1. 设定合理的“初识”预期　告诉自己：“重建是艺术，而非复制。”新乳房是生命故事的新篇章，它不必与过去一模一样。允许它有自己的特点，也允许自己需要时间来适应。

2. 用“好奇”取代“评判”　第一次观察时，试着像一位科学家一样，带着好奇去探索：“哦，原来我新乳房的弧度是这样的。”“这里的皮肤摸起来是这种感觉。”避免使用“好看”或“难看”等评判性词汇。

3. 与主治外科医生沟通　将感受和疑问与医生交流。了解手术的效果、未来的恢复趋势（如瘢痕会如何淡化、感觉可能如何变化），能有效减少因未知而产生的焦虑。

4. 寻找积极榜样　浏览一些康复者的分享，看到其他患者如何与他们的新乳房和谐共处，甚至焕发新生，能极大地增强信心和期待。

二、开启“认识之旅”：与“新伙伴”建立连接

身体意象是我们大脑中对自己身体的感知地图。重建手术如同为这张地图添加了一片充满希望的新大陆，需要通过主动探索，来熟悉这片大陆的每一处细节，从而让它真正成为身体的一部分。

1. 新乳房的“初体验”

（1）外观冲击：皮肤瘢痕形状、皮肤颜色改变、细微不对称。

（2）触感变化：假体/皮瓣重建区域可能麻木（神经损伤未恢复）或敏感（神经异常再生），部分能触到假体弧度或自体组织的柔软略带僵硬质感。

（3）温度差异：自体组织重建乳房更温暖，假体可能偏凉。

（4）活动感受：穿衣时瘢痕处有轻微的牵扯感，抬手活动时的僵硬感，缺失原有乳房的自然流畅。

2. 开启“重新认识”练习 神经可塑性研究表明，通过有意识地关注与触摸，大脑能够逐步调整对新乳房的感知地图，建立新的神经联结。其实就像在陌生的土地上重新开辟道路，让“新朋友”真正融入身体的感知系统。

（1）环境营造：选择安全、私密、光线柔和的房间，确保不被打扰。可以播放一些舒缓的音乐，让整个过程更加放松。

（2）循序渐进原则：练习不必急于一次性完成，练习的程度由浅到深，强度从轻度到中度，持续练习。

（3）核心态度：用“观察者的眼睛”代替“批判者的

尺子”。

练习时，可试着轻声对自己说：“我摸到这里的皮肤感觉比较光滑。”“这条瘢痕现在是粉红色的，边缘有微微的凸起。”“它的位置在这里，和我的肩膀、躯体连在一起，是身体的一部分。”避免使用“奇怪”“突兀”“怪异”等负面词汇。

初始阶段（1～2周）：穿着柔软内衣或轻薄衣物，尝试隔着布料轻轻触碰新乳房区域。感受其轮廓、高度、触感与身体的连接，也可喷一点喜欢的香水，让触摸变成一种享受。

进阶阶段（2～4周）：在舒适前提下，尝试直接观察（可先看局部如瘢痕边缘，再过渡到整体形态）。配合轻柔、无压力的触摸（可用指腹），像探索一件珍贵的艺术品。

深度联结（4周以上）：尝试闭眼触摸，专注于触感（温度、柔软度、质地），并与对侧健康乳房/身体其他熟悉部位进行对比。

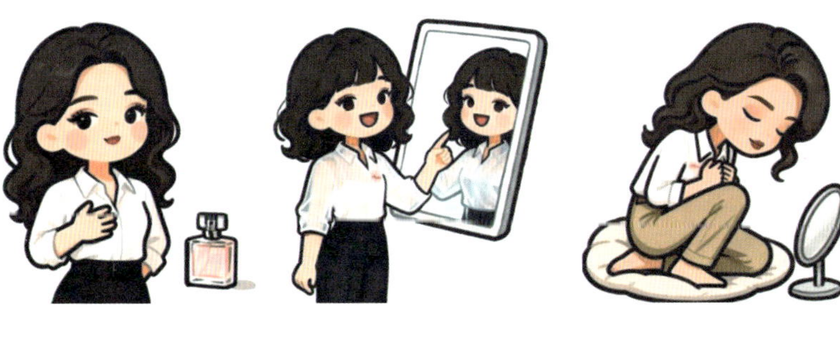

三、从适应到融合：让“新朋友”成为生命力量的见证

1. 改写内在对话：用积极的语言重塑认知 我们内心的语言拥有巨大的力量。尝试用充满关怀和力量的对话替代那些可能闪现的疑虑。当闪过“它看起来不自然”的念头时，可以转化为：“它是我勇敢的证明，让我能自信地拥抱未来。”“它正在一天天变得更像‘我’，我们在共同成长。”

当注意到瘢痕时，可以告诉自己：“每道瘢痕都是我生命力的纹路，讲述着我战胜困难的故事。”

2. 找寻意义疗法：给“新朋友”赋予生命重量 意义疗法的核心价值在于帮助个体找到人生意义和自我价值，减轻切除后的心理负担，建立起坚定的人生态度，帮助其回归正常生活形态，让新乳房变成生命的“勋章”，同时赋予瘢痕生命的意义。

焦点转换练习

把视线从失去的转移到得到的：当我想到新乳房时……

原焦点：“没有原来的感觉灵敏。”

新焦点：“正因如此，癌症被彻底移除了，我获得了健康。”

原焦点：“瘢痕是明显的。”

新焦点：“这道瘢痕是医学为我开启的第二次生命之门。”

原焦点："需要时间适应它。"

新焦点："我正在学习用一种全新的方式爱惜和欣赏自己的身体。"

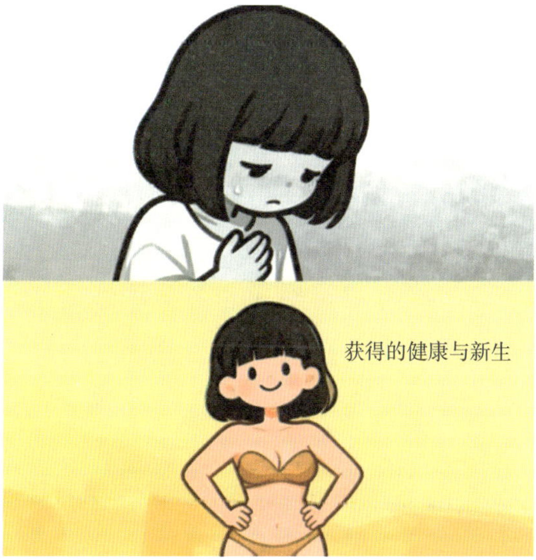

3. 渐进式暴露训练：在靠近中重塑自信　又称系统脱敏法，是一种系统性的认知行为治疗方法，用来帮助患者逐步暴露在恐惧焦虑情景下，通过放松措施来消除对特定刺激的恐惧从而起到治疗心理障碍的作用，方法如下（表 6-1-1）。

表 6-1-1　视觉脱敏计划表

周数	暴露方式	时长	积极描述任务
1	穿内衣远观轮廓	1 分钟	说出 1 个中性词（如"轮廓完整"）
2	裸身观察局部（如瘢痕）	3 分钟	找出 1 处愈合好的部位（瘢痕边缘光滑）

续表

周数	暴露方式	时长	积极描述任务
3	裸身观察	4 分钟	描述 1 个整体积极方面(如“皮肤颜色均匀”“形态自然”)
4	全景观察 + 触摸	5 分钟	说“它在保护我的健康”

(1)初始:每天花短时间(1 ～ 2 分钟)照镜子,只看颈部以上或腰部以下,例如专注自己的眼睛、笑容,暂时不触碰胸口的部位,让镜中“新朋友”成为老朋友。

(2)进阶:穿着内衣观察胸部轮廓,时间延长至 3 ～ 5 分钟。观察时配合深呼吸(吸气 4 秒,屏息 2 秒,呼气 6 秒)。

(3)深入:尝试裸身观察,从模糊(远距离、柔光)到清晰,可先调暗灯光,站在较远的地方看整体,等适应后再走近,在自然光下观察细节。每次观察后,说出 1 ～ 2 个中性或积极的描述词(如:“两侧对称”“瘢痕平整”“皮肤愈合良好”)。

(4)关键:若自己感到强烈不适(心跳加快、呼吸急促),请立即暂停,绝不强迫自己必须坚持。下次可缩短时间或退回上一阶段。

4. 构建支持联盟:让爱成为接纳的“催化剂” 伴侣、家人和朋友的支持是融化内心复杂情绪寒冰的暖阳。与伴侣或亲密家人坦诚沟通,分享你的真实感受和具体需求,获得伴侣与家人支持的力量,让他们成为你重建信心的“盟友”。伴侣的理解、关爱与对新身体的积极态度(如温柔触摸、真诚赞美)能极大加速自我接纳和适应。同时可以和伴侣一同阅读相关康复科普,让其理解你的心路历程。

给伴侣的小建议：

当她表现出不确定时，给她一个肯定的拥抱，说："你在我眼里一直都很美。"

当她分享练习进展时，鼓励她："我真为你感到高兴，你做得棒极了。"

日常表达，望着她眼睛："我喜欢你笑起来的样子，和以前一样美。"

5. 启动外部资源：汇聚同行力量

（1）病友团体的疗愈力：加入线上或线下乳腺癌康复社群，让自己不再是孤身一人。

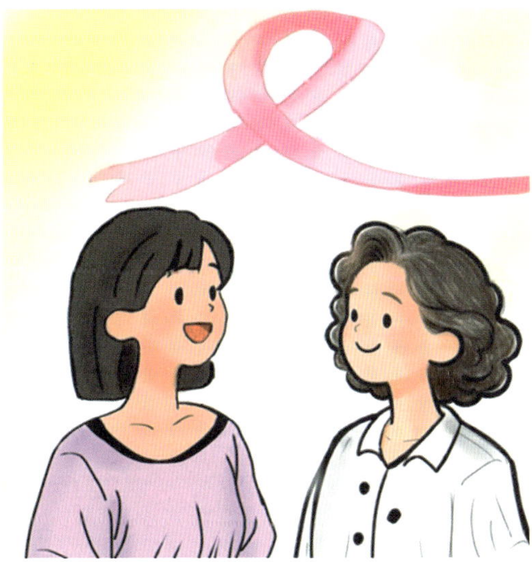

（2）专业心理咨询的支持：如果感到情绪困扰难以自行调节，或持续感到低落焦虑，那么寻求心理咨询师的支持是关爱自己的智慧表现。他们能提供安全空间，运用认知行

为疗法、接纳承诺疗法等专业方法,帮助处理心理创伤、调整执念、学习应对技巧。

案例分享

赵女士,50 岁,在一次病友活动中分享:“我看到李姐穿着漂亮的连衣裙,领口恰到好处。她笑着说:‘我这个新伙伴,让我更懂得珍惜自己了,现在买衣服都挑显气质的!’她眼神里的光彩,让我瞬间觉得,原来重建后的生活可以如此精彩。”

四、拥抱完整的自己:我的故事,由我定义

接纳,是一个从允许陌生感到习以为常的过程。而融合,则是一个更深的层次——当不再刻意想起它的“新”,当它能自然地融入对自己的整体感知中,当能欣赏身体整体的功能与美感时,融合便悄然发生了。

请记住,这个过程需要耐心。允许自己有反复,也请为每一个微小的进步感到自豪——无论是第一次自然地触碰,还是第一次毫不犹豫地穿上心仪的衣服。与新乳房的关系,最终将由自己来定义。它可以是“勇敢的勋章”,可以是“亲密的战友”,也可以是开启“人生 2.0 版本”的钥匙。这场与“新伙伴”的相遇,终将让我们成为一个更坚韧、更懂得爱自己、更具生命深度的人。

病友心路历程

做自己的女神

作者：快乐宝贝（化名），46 岁，个体经营，重建术后 8 年

我是快乐宝贝，2016 年 5 月，我无意在右乳摸到一个小肿块，心里咯噔一下，但医生也说问题不大，开点药吃就行。可三个月后，乳房开始隐隐作痛，我不得不再次走进医院——这次，医生表情严肃，要我立即住院。

8 月 19 日，我做了肿块切除手术。快速活检结果出来了："是癌，必须全切。"我整个人都懵了，像被一盆冰水从头浇到脚。我才这么年轻，怎么会是我？我还没做好准备，我舍不得我的乳房……可现实没给我太多时间挣扎。就这样，我失去了右边乳房。

第一次拆绷带，我不敢看。当我的手不自觉摸到那片平坦又带着瘢痕的胸口时，眼泪根本止不住。我再也不是完整的我了。那段时间，我不敢照镜子，洗澡都闭着眼。出门坐公交，总下意识用手臂挡在胸前，怕人撞到，也怕人看穿。我觉得自己像个残缺品，连走路都不敢挺胸。

化疗更是像一场醒不来的噩梦。我从一个爱笑爱打扮的人，变成光头、虚弱的"病人"，连自己都认不得自己。我心里憋着一股委屈：为什么是我？我想回到正常的生活，我想重新挺起胸膛做人！

于是，我开始疯狂查"乳房重建"，加入病友群。有人说做了重建后自信回来了，也有人劝我："别折腾了，健康最重要。"我心里特别纠结，几乎每晚都失眠，翻来覆去想：值不值得？有没有勇气再赌一次？

直到我在群里认识了李姐，她用自己的重建经历鼓励我。我鼓起勇气来到医院。医生耐心听我讲完所有顾虑，他的一句话让我特别踏实："我们不只是做一个外形，更是帮你把信心找回来。"我下定了决心。

手术醒来，我的手下意识地伸向胸口——当指尖触碰到那虽被纱布层层包裹，却明显存在的、柔软的弧度时，我的眼泪无声地就淌了下来。那一刻，心里那块空了、凉了太久的地方，好像突然被捂热了。

真正的考验是拆线后第一次站在镜子前。新的乳房还肿着，带着粉红色的、蜿蜒的瘢痕，陌生地在那里。我心里五味杂陈。护士温柔地说："别急，它是个'新伙伴'，需要时间互相认识。"这句话，一下子把我从"评判"拉到了"观察"。我不再苛求它立刻完美无瑕，而是开始学着，像认识一位新朋友一样去了解它。

康复期里，每天洗澡后，我会轻轻触摸那片皮肤。一开始，碰到瘢痕会本能地缩一下，心里有点抗拒。后来，我试着先喷一点点我生病前最喜欢的栀子花味香水，闻着那熟悉又安心的味道，再去轻轻感受瘢痕的凸起、边缘的光滑，像抚摸一件珍贵的、失而复得的艺术品。我还会轻声对它说，也对自己说："谢谢你来了，我们一起慢慢变好。"

真正的转折点，发生在术后大概三个多月。那天我拿出了那件生病前我最爱的、墨绿色的针织连衣裙，深吸一口气穿上——然后，我怔住了。

镜子里的人，有了清晰的、自然的身体曲线。裙子妥帖地包裹着身体，胸前是充盈的、饱满的弧度。眼泪毫无征兆地涌了上来。这是一种深沉的、安稳的喜悦。那天晚上，我出门散步。晚风吹过来，拂过我的脸颊和身体，我第一次没有下意识地去挡胸口，没有低头疾走。我抬起头，看着路灯下那个挺直了腰背的身影，让我感到一种久违的、坚实的自信。

这份从身体里长出来的自信，像种子发芽，蔓延到了生活的每个角落。我开始主动参加病友群的线下茶话会，坦然地和大家分享我的重建经历。我们甚至会一起讨论怎么选内衣能让形态更自然，哪家店的衣服设计特别能扬长避短。我发现，当我自己能坦然面对时，别人接收到的，也只有我的坦然和自信。

后来，我建立了"完美女人群"，把医生、护士、病友教我的，我自己摸索的所有康复知识和心理调适方法，都毫无保留地分享给刚确诊的、正在绝望中的姐妹。我和她们说："别怕，我们可以慢慢来。你看我，从鬼门关走了一圈，现在不是活得更通透、更漂亮了吗？"

现在的我，不再怨恨这场病。它像一场残酷的修行，夺走了一些东西，却让我更懂得了生命。我的新乳房，它不是我原来的样子，上面带着战争的痕迹，但它是我生命的一部分，是我勇敢的勋章。

（李星凤　方　璇）

第二节 重返社交圈

一、破解社交疏离源:为何会与人群渐行渐远

社交疏离,是指在经历重大疾病后,因长期脱离常规社交环境而逐渐与他人产生距离感,表现为社交频率降低、交往深度变浅、甚至主动回避社交场合。这种疏离并非源于主观上对社交的恐惧,而更多是疾病治疗过程中的客观现实与身心变化共同作用的结果。那么,导致社交疏离的主要原因有哪些呢?

1. 治疗导致的物理隔离　乳腺癌的治疗周期长,手术、化疗、放疗等阶段往往需要频繁住院或居家休养,这使患者不得不暂时退出原有的工作与社交圈。长时间的医院环境隔离、体力不支无法外出、因免疫力低需避免感染等因素,都从客观上切断了患者与外界的社会连接。当病情稳定后,重返社交圈时,常会发现自己已与朋友同事的生活节奏、话题内容出现断层。

2. 身心状态的限制　治疗带来的持续疲劳、注意力不易集中、上肢活动受限等身体变化,使患者参与社交的精力与体力大打折扣。以往轻松愉快的聚会、旅行,现在可能变得"心有余而力不足"。同时,因自身形象改变或对病情的敏感,也会不自觉地减少社交曝光,选择"宅"在家中,形成自我封闭的循环。

3. 社交技能的阶段性退化　长期处于"患者"角色,日

常交流对象主要为家人和医护，谈话内容也常围绕病情与治疗。当再次回到普通社交环境时，可能会发现自己的话题储备不足、对话节奏跟不上、甚至对非病情相关的话题感到陌生。这种“不知该说什么”的尴尬，会进一步削弱社交意愿，形成“越不见面，越不会聊”的困境。

4. 角色转换与自我认同的迷茫　疾病使生活的重心完全转移，康复后需要重新寻找自己在家庭、朋友、职场中的定位。部分患者会因担心被同情、被特殊看待，或对自身价值产生怀疑，而选择主动保持距离。此时，社交不再是放松的渠道，反而成为提醒自己“不一样”的压力源。

二、重构社交认知论：社交为何至关重要

许多人在治疗后对社交活动产生本能的抗拒，认为社交是“消耗精力的负担”或“暴露伤疤的风险”。然而，现代医学研究揭示了截然相反的真相，积极社交是乳腺癌康复的“生理刚需”。它不仅能加速心理重建，更能通过神经内分泌调节、免疫功能激活等生物学机制，直接提升生存质量和预后效果。社交绝不是可有可无的奢侈品，而是身体修复过程中不可或缺的“隐形良药”，对疾病康复有着重要作用。

1. 生理修复：社交是身体的“天然抗炎药”

（1）调节压力激素，修复免疫系统：孤独感会持续激活下丘脑-垂体-肾上腺轴（hypothalamic-pituitary-adrenal，HPA），产生大量的皮质醇，而皮质醇就像身体的“小恶魔”，长期处于高水平状态，会抑制免疫细胞的活性（如NK细胞），让那些原本帮助抵抗癌细胞的免疫细胞变得无精打采。这样一来身体更容易受到疾病的侵袭，复发风险大大

加大。但积极社交可降低皮质醇水平，让免疫细胞重新活跃，提升免疫功能，减少癌症复发风险。

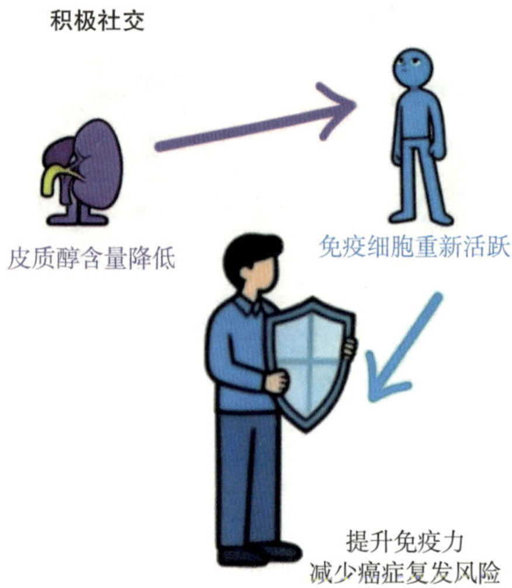

（2）激活大脑“修复开关”：多数乳腺癌患者在化疗后易出现“化疗脑”的症状，如记忆力下降、注意力不集中，仿佛大脑被迷雾笼罩。然而，积极的社交互动能刺激大脑前额叶皮层与边缘系统的连接，帮助构建连接桥梁，促进信息传递，并促进5-羟色胺（血清素）分泌，从而缓解“化疗脑”的症状。

2. 心理重建：打破“癌症患者的孤独”的恶性循环 身体意象的改变常引发“回避社交→孤独加重→抑郁升级→更回避”的恶性循环，使患者深陷其中。积极的社交互动可打破这一循环，主要通过“镜像神经元”效应发挥作用，就像一面镜子能让人观察到他人的康复状态。例如，当看到同伴在面对疾病的同时积极社交、乐观向上时，自己更容易激活希望感。此外，社交活动能够抑制杏仁核的恐惧反应，降低大脑的恐惧警报值，同时减少与病耻感相关脑区（前扣带回）的活跃度，使人不再因为患癌而感到羞耻和自卑，重新找回自信。

3. 社会功能：重筑生活意义的“锚点”　社交场景犹如一个精密的修复工厂，通过角色互动，逐步唤醒被疾病压抑的自我效能感。在社交中，人们可扮演不同角色，如朋友、工作者、同事等，每个角色都能让人感受到自身的价值和能力。更为重要的是，社交圈就像生命资源的交换枢纽。它既是“外部信息库”，能让人及时了解各种健康、生活相关信息；也是“行动支援站”，在遇到困难时，亲朋好友会伸出援手提供帮助和支持；更是“情感充电桩”，在沮丧、疲惫时，朋友的聊天、家人的陪伴让人重新焕发能量。这些看似微小的连接，共同编织成一张助力人们重返生活的安全网。每一次“被需要”的社交体验，都在强化“我有价值”的生存信念，赋予人勇气和信心去重新拥抱美好生活。

三、重返社交圈策略：渐进式社交功能重建

对于乳腺癌乳房重建患者而言，重返社交圈、与他人建立社交关系，是一项既充满挑战又意义非凡的事情。而重返社交圈的策略，其目的是引导患者逐步降低社交恐惧敏感度，帮助他们重新找回社会参与的能力。

1. 认知行为训练：调整自己的社交认知　认知行为训练基于认知行为疗法，主要通过改变认知促进行为转变，帮助乳腺癌患者克服常见的恐惧，如害怕谈论病情、担心身体被他人审视评价等“恐惧”心理。通过训练来学会识别瞬间

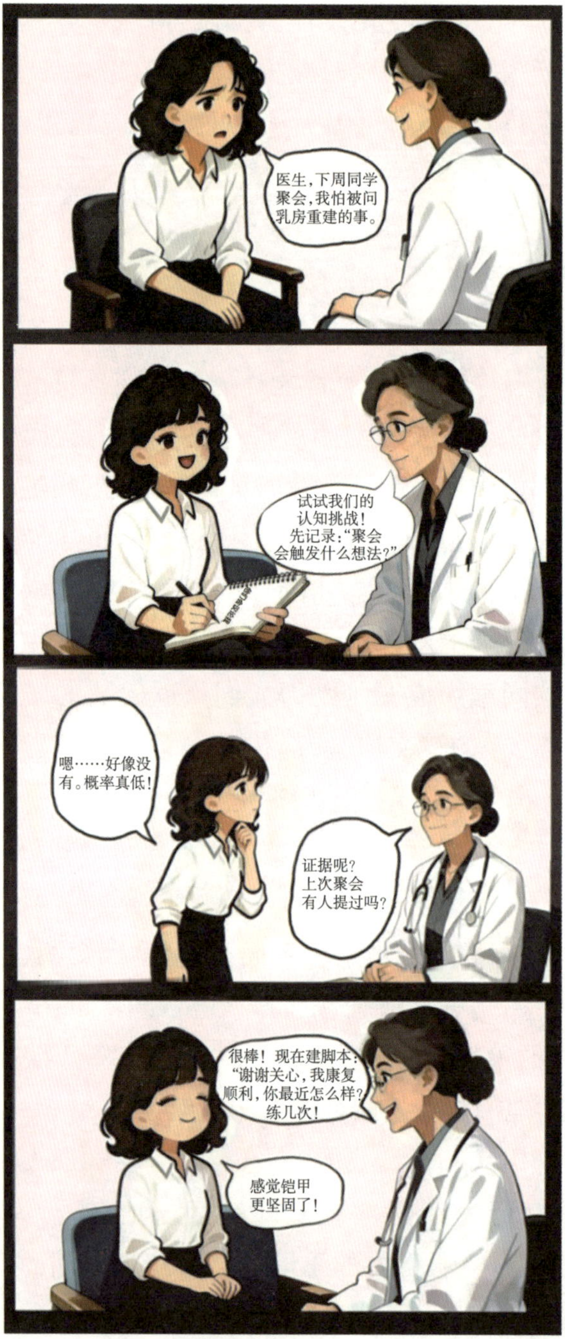
医生,下周同学聚会,我怕被问乳房重建的事。
试试我们的认知挑战!先记录:“聚会会触发什么想法?”
嗯……好像没有。概率真低!
证据呢?上次聚会有人提过吗?
很棒!现在建脚本:“谢谢关心,我康复顺利,你最近怎么样?”练几次!
感觉铠甲更坚固了!

出现的负面想法，挑战其中不真实或不合理的部分，并建立实用的应对策略和对话脚本，从而在感到焦虑时能够更自如地应对。实施流程如下。

（1）识别与记录：在思维记录表中写下社交场景中的自动化负面想法，例如，“别人会嘲笑我的瘢痕”。

（2）挑战与验证：用事实证据反驳负面想法，例如，“过去三次聚会无人提及病情”。

（3）脚本构建：预演正面回应模板，例如，“我已完成治疗，现在更关注健康生活。你呢？”

（4）强化练习：每天朗读自我肯定语句，例如，“我的身体是生命力的证明”。

注意事项：避免强迫分享隐私，应对脚本需个性化调整。

2. 渐进式社交活动：逐步适应社交圈 渐进式社交活动通过逐步引导患者适应不同社交场景，有效减轻其对社交环境的恐惧感，从而助力患者重新融入日常社交生活。渐进式社交活动先从最熟悉、最无压力的关系开始。例如，先从家庭内部对话起步，再过渡到公共场合。具体可采用分步社交活动方式（表 6-2-1）。

表 6-2-1 社交活动分步表

分步等级	场景示例	训练目标
第一级	与配偶居家视频通话	维持 20 分钟平静交流
第二级	与 1 位密友在咖啡馆私聊	主动发起 2 个话题
第三级	参加 3 ～ 5 人家庭聚餐	全程参与 90 分钟
第四级	出席 10 人工作会议	简短发言 1 次
第五级	游泳或更衣室更换衣物（可选）	正常更衣 15 分钟
第六级	大型聚会（如康复沙龙）	互动 10 分钟以上

3. 建立社会支持圈：重拾社交技巧 社会支持作为连接情绪调节能力与人际关系适应性的关键桥梁，扮演着不可或缺的角色。社会支持圈不仅能给予患者情感上的陪伴，还能助力患者重新认识自我价值。对于乳腺癌患者而言，重建社交信心依赖于包括家人、朋友、医护团队及康复社群在内的“社会支持圈”。患者可以通过加入支持小组，寻求共鸣与鼓励。然而，社会支持圈并不是越多越好，而是需要高质量、互动频繁且有实质性帮助的支持圈，这样才能帮助患者找到适合当下状态的社交支持方式。

病友心路历程

重新学说话，慢慢回到人群里

作者：林静（化名），44 岁，会计，重建术后半年

住院那几个月，日子是停摆的。世界里就剩下来回走动的护士、滴滴作响的仪器和四面白墙。每天说的话，加起来不超过十句，不是“好的”，就是“谢谢”，要不就是跟家人汇报“今天感觉还行”。嘴巴除了吃饭喝水，好像别的功能都退化了。偶尔看看手机里朋友们晒的美食、旅游照，感觉像是上辈子的事，离我特别远。

第一次下定决心出门见人，是去见我最好的朋友小梅。走出单元门，我就有点懵。街上车流声、喇叭声、路边店的音乐声混在一起，吵得我脑袋嗡嗡的，阳光也晃得眼睛有点睁不开。就这几分钟，比我之前在病房里走一圈还累。

坐到咖啡馆里，更不对劲了。小梅跟我说话，她语速一快，我思路就跟不上，得在心里过一遍才明白她说了啥。她们聊起最近的热播剧、单位的新八卦、新开的网红店，我像个傻

子一样坐在那儿，完全插不上话。那几个月，我活在另一个世界，跟她们的生活脱节了。

我想说点什么，比如分享一下我恢复的情况，但话到嘴边，又觉得没意思，我这点事儿翻来覆去就是那些，说出来也挺扫兴的。大部分时间，我就只是听着，脸上努力挂着笑，但感觉自己像个木头桩子，手脚怎么放都觉得别扭，笑得脸都僵了。

最要命的是体力。坐了大概四十多分钟，那种熟悉的、从骨头缝里透出来的疲惫感就上来了，不是困，是整个人被抽干了力气的那种虚。我只好很不好意思地跟小梅说："不行了，我得回去躺会儿，坐久了还是累。"她特别理解，赶紧说："好，你快回去休息，咱们下次再约。"

虽然这第一次尝试，感觉自己又笨拙又狼狈，但回到家，躺在熟悉的床上，心里某个紧绷的地方，好像稍微松了一点点。至少，我迈出了第一步，而且，天没塌下来。

后来，我开始有意识地"练习"。跟家人视频的时候，我会多聊几分钟，试着讲讲我今天在楼下看到的花开了，或者看了个什么电视节目。再去见朋友，我会提前想一两个小话题，比如主动问一句"你上次说孩子要考试，考得怎么样啦？"我不再强求自己必须谈笑风生，能安安静静地坐在那儿，听大家聊一会儿，偶尔能接上一两句话，我就觉得挺好了。

现在，我还在慢慢恢复我的"社交体力"和"聊天能力"。我还是会累，人多嘴杂的地方待久了会头晕，听到太多新信息还是会慢半拍。但我不再那么害怕出门了。能重新坐在人群里，听着这些充满烟火气的、熟悉又陌生的声音，一点点找回和人正常相处的感觉，心里是踏实和安定的。

请让我做你的太阳

作者：AC（化名），35 岁，会计，重建术后 4 年

阳光，那么温暖，那么明亮，它赋予了万物生长的力量。

有些人就如同阳光，能够给予别人温暖与力量，我的重生，正因为有这样一群人。她们是我重生的太阳。而现在，我愿做你重生的太阳。

2021 年 3 月，完成重建手术后，我便开始用文字记录下自己的治疗过程，并发表在医院的全病程管理平台，希望能给同样患病的病友提供一些参考和借鉴。

8 个月过去了，我不仅收到了好多病友的评论、建议、关心和鼓励，还收获了 110 位粉丝，更认识了几位病友姐妹。虽然我们从未见面，但开始线上聊天，竟一点距离感都没有，就像多年未见的老朋友。相同的苦难经历，让我们有太多的共同话题，而我记录的治疗历程，也让她们感同身受。我会记住她们化疗的时间，分享适合的美食，讲述我在治疗过程中遇到的困难，也会计算着她们手术的日子，提前加油打气，陪着她们一起数着日子。每次她们化疗后难受了，只要找我聊天，我都会及时回复，因为我知道那段时光有多难熬。只要看到姐妹们说："跟你聊天后心情好多了。"我就心满意足了，能用我自己的经历帮助正在经历苦难的姐妹，我就感到很开心，也特别感谢她们对我的信任。目前，已有 2 位姐妹完成了治疗，从开始化疗到放疗结束，我们一直保持联系。看到她们顺利治疗完，现在开始长新头发，我从心里替她们高兴。还有 2 天，就是另一位姐姐将迎来最后一次化疗，希望她顺利完成化疗，准备迎接手术。

> 不同的人生经历让我们建立了不一样的革命情谊，仿佛共同经历生死。很荣幸在这样艰难的道路上得到你的信任。相信所有苦难终将过去，在这过程中你会找到那些能给你力量和希望的人和事，给重启的生活带来改变。

（易　亮　陈紫航）

第三节　工作生活平衡术

一、和自己“对话”：做好重返工作的准备

对于许多乳腺癌患者而言，重返工作岗位是身体恢复健康的标志和社会角色回归的重要象征，其不仅能转移患者对疾病的过度关注，还能给患者带来自我认同感并实现自我价值。但是，治疗后的身体变化、心理状态波动、疾病带来症状负担及职场环境的适应性等问题，都可能成为重返工作的“隐形门槛”。

1. 评估重返工作准备度的价值　评估重返工作准备度是患者重返工作的第一步且是关键步骤，重返工作准备度通常指患者因疾病或治疗离开工作岗位后，为重新回归原有岗位或转换新工作，在心理、生理及社会适应层面所达到的“可胜任状态”。这并非简单的“身体好了就能上班”，而是一个需要综合评估和逐步调整的复杂过程，能够反映患者重返工作的准备情况。

2. 了解重返职场的核心挑战

（1）疾病限制：手术和放、化疗可能导致上肢活动受限甚至引发上肢淋巴水肿、疼痛和疲乏等问题。而这些问题不仅会限制患者的日常功能，还会增加其心理负担，进而加剧患者重返工作的疲劳感，最终降低其维持工作的积极性。

（2）心理负荷：治疗带来体力下降、疲惫感加重、注意力分散等问题，容易让人陷入“病情效率”与“当下状态”的对比焦虑，从而担忧工作表现下滑，工作效率降低。同时由于身体意象改变，患者会害怕同事过度关注身体变化、纠结是否告知病情，而这些隐形压力可能诱发焦虑。

（3）职业强度与环境压力：乳腺癌治疗可能会带来体力下降、免疫力降低等副作用，显著改变患者对工作强度的承受能力。此外工作类型、工作强度、时间及环境等可影响其重返工作岗位的积极性。例如，有康复者分享，以前能胜任在餐饮服务行业长时间站立和搬运工作，现在却经常感到手脚酸痛，力不从心，因而选择待业或转行。同时，同事和

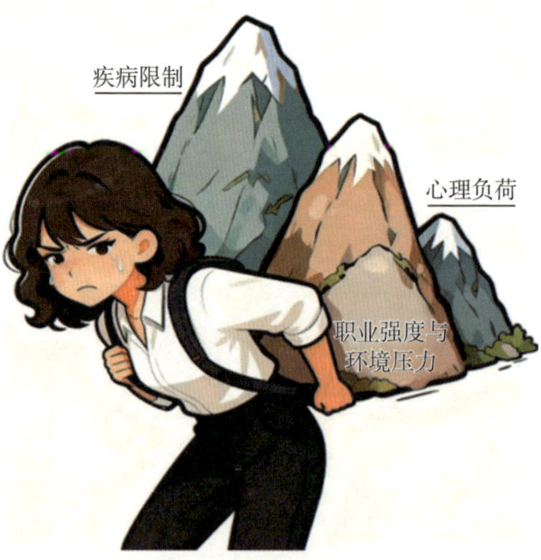

领导的态度也会影响患者重返工作岗位的决策过程。

3. 应对重返职场挑战的小技巧

（1）提前模拟工作状态：一般在治疗结束后 1 ～ 2 个月，可尝试进行一些轻体力活动（如做家务、短时间居家办公）来观察自身的耐受情况。若出现持续疲劳，可延长休息时间或调整工作强度。

（2）制定个人返岗清单：提前准备好自己重返工作岗位所需要的物品和任务，将相关的物品和任务按照“紧急且必须”“必须但不紧急”进行分类，确保在正式返岗前已经熟悉并适应工作流程，这不仅能提高返岗后工作效率，还能有效减轻因不适应工作而产生的焦虑和压力。

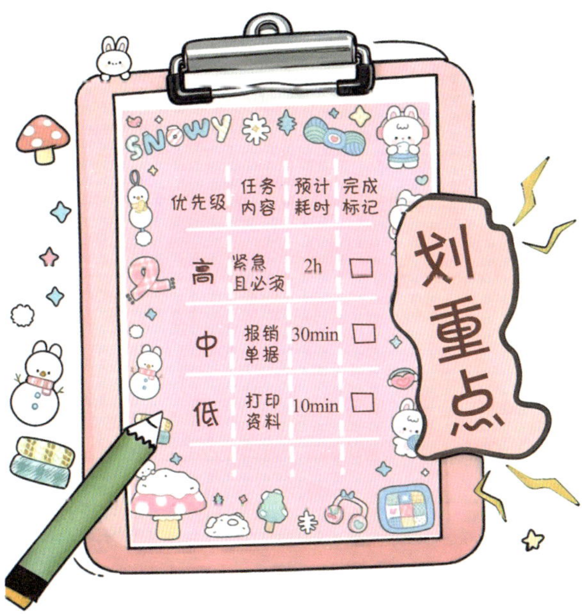

（3）合理分配精力消耗：合理规划每天的活动，按照精力消耗大小进行分类，如高强度工作、中等强度社交、低强

度休息等，确保在精力消耗后，有充足的时间进行恢复，保持良好的身心状态。

（4）接纳自己的“不完美”：适当地允许自己比从前慢一点、效率低一点，明白工作价值从来不局限于“速度”，学会接纳自己的不足，不必过多苛责自己。

二、应对失衡时刻：平衡工作与生活之道

工作与生活的平衡，一直是人们热议的话题。而对于重返工作岗位的乳腺癌患者而言，工作任务的紧迫性、治疗随访的规律性及家庭角色的责任感这三重压力，往往容易让患者陷入工作透支健康、生活被工作吞噬的失衡困境，出现两头都弄不好的局面，进而影响康复，并可能引发焦虑、抑郁等情绪问题。只有把握好应对节奏，才能找到工作与生活的平衡点。

1. 增添“日常能量”：梳理生活节奏　在快节奏的工作环境中，若一味跟随他人的步伐奔跑，只会加速自身精力消耗，唯有重新梳理自己的生活节奏，将工作、休息及康复管理有机融入日常生活，以更稳定的身体状态去应对挑战，才能实现长期的身心平衡。比如，选择精力最旺盛的时段来处理需要专注的工作任务；设置强制休息时间，利用休息时间进行相关乳腺癌康复锻炼；选择能让自己恢复精力的活动，如散步、骑行等轻度户外活动，或做一些自己喜欢的事情，让自己得到身心放松。

2. 把握“身体信号”：动态调整自我　术后患者身体往往会发出更敏感的“预警信号”，如突然头晕、肩颈发紧、情绪烦躁等。这些症状都在提示自己应该慢下来了，无需强

迫自己完成各种任务和计划。当身体发出疲劳的预警时，不妨暂时放下手头事情，给自己一段宁静的时光，进行深呼吸或做一些简单的伸展运动，让紧绷的肌肉得到放松。若感到情绪低落或烦躁不安，可以尝试冥想、瑜伽或听音乐，通过调节呼吸和冥想的方式，来平复内心。通过三个关键指标预警潜在风险，让工作与生活的方向盘始终稳握在手中（表 6-3-1）。

表 6-3-1 健康管理仪表盘

监测维度	预警信号	行动清单	支持资源
身体能量站	疲劳持续加重（休息无改善） 水肿每周＞3 次	□ 预约肿瘤康复科 □ 调整每日任务量减半 □ 增加午休 30 分钟	疲劳管理手册
心灵晴雨表	PHQ-9 抑郁量表≥10 分 失眠≥3 晚 / 周	□ 联系心理咨询师 □ 每日“阳光 15 分钟”散步 □ 加入病友支持群	拨打心理热线进行咨询
工作适配度	加班后需 2 天恢复 因健康请假≥2 次 / 月	□ 与领导协商弹性工作制 □ 优先远程办公 □ 转移高风险任务	《职场合理便利申请指南》
平衡仪式	周末仍想工作 睡前查看工作消息	□ 设置手机“18:00 勿扰” □ 建立下班仪式（如泡茶、听音乐） □ 写“未完成清单”并锁抽屉	运用正念冥想

3. 允许“情绪失衡”：给予自我关怀 允许“情绪失衡”并给予自我关怀，是乳腺癌患者术后康复过程中至关重要

的一环。在乳腺癌术后康复阶段，患者极易因体内激素水平波动而经历情绪的波动。面对“情绪失衡”，患者需认识到这是康复过程中的正常反应，并非个人软弱的表现。患者应积极接纳自己的情绪变化，参与一些轻松愉快的社交活动，如家庭聚会、朋友小聚，并培养一些兴趣爱好，如绘画、园艺或阅读，从而逐步走出情绪的阴霾，重拾生活的信心与乐趣。

工作和生活的平衡，本质在于学会在生命脆弱阶段进行战略性取舍，这需要生活节奏梳理、自我调整与关怀支持的精准协同。请记住，“慢”并非退步，而是为了走得更远。当你学会以康复期的独特视角重新审视生活，那些曾被视作障碍的“限制”，终将转化为人生新阶段的指引灯塔。

病友心路历程

上班这一个月

8 月 1 日　星期一　晴

终于回去上班了！心里又激动又紧张。激动的是终于能回到正常的生活了，紧张的是怕自己跟不上。一天下来，感觉就一个字：累！明明没干什么重活，就是开会、看电脑，但下午三四点就困得不行，脑袋像一团糨糊。回家啥也不想干，直接躺倒了。身体真是大不如前了。

8 月 10 日　星期三　阴

今天有点挫败。领导交代的一个任务，我以前肯定半天就搞定了，今天弄了一天还有点乱。心里挺着急的，觉得自己很没用，差点哭出来。后来想起来康复师说的话，要接纳自己现在的状态。是啊，我刚刚生完一场大病，怎么能要求自己立刻就跟没事人一样呢？慢一点就慢一点吧，把事情做对更重要。

8 月 25 日　星期四　晴

我想起了医生的嘱咐："要接纳自己目前的状态，把它当作康复的一部分。"于是，我开始改变策略，好像慢慢找到窍门了！

1. 不硬撑。累了就站起来去接杯水，看看窗外的绿树，休息五分钟。

2. 列清单。把每天要做的事写下来，做完一件划掉一件，特别有成就感，也不会忘事。

3. 准时下班。到点就走，绝不磨蹭。剩下的工作明天再做，天塌不下来。下班后的散步是我现在最重要的"工作"。

4. 敢说话。需要帮忙的时候，我会直接跟同事说："这个能麻烦你帮我一下吗？"大家都很乐意。

现在我知道了，平衡工作和生活，就是不能再像以前那样拼命了。身体已经给我发了信号，我就得乖乖听着。工作是重要，但没有什么比我的健康更重要。能把日子过得平稳、踏实，就是现在最大的成功了。

乳腺癌患者应该重返职场吗

自从确诊乳腺癌起，我便申请暂停工作，全身心投入到治疗和休养中。转眼两年就过去了，回望这段时光，我发现自己始终被困在"病人"的状态里，毫无成长与收获。直到上周，我下定决心要重返职场、重新找回曾经的自己，可这个决定却遭到了家人们的一致反对，这让我困惑不已。

对于乳腺癌患者而言，重返职场究竟是可行的选择，还是对身体的额外消耗？带着这个疑问，我特地挂了多个专家号咨询，得到的答复都是：在条件允许的情况下，重返职场是可以的。

事实上，我认为工作对我们的康复有着多方面的积极意义——这是我从许多病友的故事中总结出的。一方面，稳定的工作能带来持续的家庭收入，缓解治疗及康复期间的经济压力；同时能搭建起社交桥梁，让自己走出"病人"的角色，重新融入集体生活。另一方面，完成工作任务能让我重新感受到自身的价值，重拾自信心，摆脱疾病带来的心理阴霾。更重要的是，规律的工作节奏能赋予生活明确的目标感，唤醒积极向上的状态，这种心理层面的正向激励，对身体康复有着不可忽视的推动作用。当然，重返职场并非毫无顾忌的"硬干"，也要考虑自己的身体状况。如果术后恢复不佳、身体仍处于虚弱状态，强行投入工作只会加重身体负担，反而拖延康复进程。

重返职场绝非简单的是非题，需要结合多方面因素综合权衡，既包括自己当前的身体恢复情况、后续治疗计划的安排，也涵盖自身的心理承受能力和岗位适应能力。如果确实身体难以支撑，或工作时倍感吃力，那我们就不必强求，不妨适当缩减工作量，甚至再次暂停工作，健康永远是自己需要优先保障的基础。

总而言之，无论是决定全职回归、尝试兼职、从事志愿活动还是继续休养，每种选择都是我们立足自身实际情况做出的，都值得尊重。职场带来的价值与成长值得期待，但这一切的前提，永远是身体健康与心理舒畅。

（蔡　歆　刘　双）